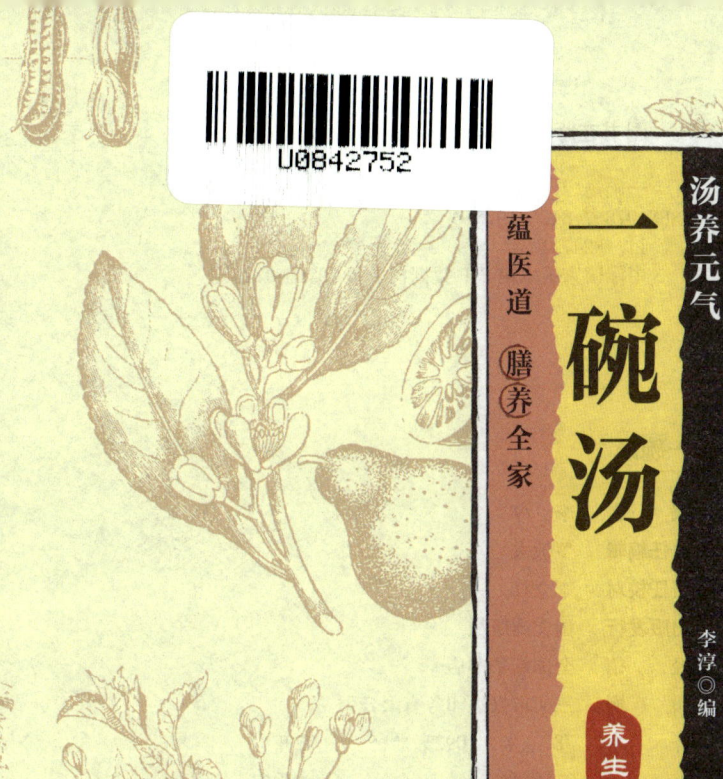

一碗汤

汤养元气

蕴医道 膳养全家

养生

李淳 编

国文出版社
·北京·

图书在版编目（CIP）数据

一碗汤 / 李淳编． -- 北京：国文出版社，2025.
ISBN 978-7-5125-1975-6

Ⅰ．R247.1

中国国家版本馆CIP数据核字第2025MC9776号

一碗汤

编　　者	李　淳
责任编辑	罗敬夫
责任校对	李立强
出版发行	国文出版社
经　　销	全国新华书店
印　　刷	三河市兴达印务有限公司
开　　本	787毫米×1092毫米　　　32开
	2.5印张　　　　　　　　49千字
版　　次	2025年6月第1版
	2025年6月第1次印刷
书　　号	ISBN 978-7-5125-1975-6
定　　价	29.80元

国文出版社
北京市朝阳区东土城路乙9号　　邮编：100013
总编室：（010）64270995　　传真：（010）64270995
销售热线：（010）64271187
传真：（010）64271187-800
E-mail: icpc@95777.sina.net

引言

在浩瀚如海的中华美食中，汤品以其独特的滋养功效与醇厚风味，成为餐桌上一道不可或缺的健康美味。为了满足广大读者对健康养生的迫切需求，本书精心编撰，共分为三章，深入探索了四季汤、调理汤及专属汤的奥秘。

第一章"四季汤"，依据时令变化，精选数道汤品，从春天的提神醒气到冬日的温补滋养，每一碗汤都蕴含着天人合一的智慧，调和阴阳，滋养身心；第二章"调理汤"，主要针对现代人常见的睡眠不足、过度疲劳、压力过大及免疫力低下等问题，旨在以内养外，调和体质；第三章"专属汤"，专门为有不同需求的群体量身打造特色汤品，既满足味蕾享受，又兼顾特定人群的营养需求与膳食平衡。

需要注意的是，书中所述汤品仅为调养之用，不能替代药物，如有不适，须及时就医。希望大家在享受美味汤品的同时，也能收获健康。

目录
Contents

第一章 四季汤

春汤 1

三根排骨汤：清热化湿，养阴除烦 1

黑木耳田七汤：滋肝润肺，补气活血 3

马蹄米酒汤：清热生津，滋补气血 4

白胡椒薏米猪肚汤：健脾利湿，益气养胃 5

黄芪灵芝猪肉汤：补气固表，升阳益气，安神定志 7

夏汤 9

冬瓜老鸭汤：解暑清润，利水祛湿 9

百合白果牛肉汤：清热养颜，养阴润肺 11

苦瓜草菇鲫鱼汤：清热祛暑，健脾益胃 12

瓜皮荷叶海蜇汤：消暑利湿，清热解毒 14

海带绿豆煲乳鸽：清热解毒，养血补气 15

秋汤 17

莲藕排骨汤：滋阴润燥，调养身心 17

葛根红枣排骨汤：解热生津，滋阴润燥 18

山药蜜枣煲瘦肉汤：健脾养肺，润燥宜人 20

沙参玉竹老鸭汤：养胃生津，润燥补虚 21

鲫鱼萝卜汤：益气健脾，消积化滞 22

冬汤 23

萝卜枸杞羊肉汤：补肾壮体，祛火生津 23

山药核桃排骨汤：健脾益胃，补气养血……25

党参黄精炖鸡汤：补中益气，健脾养胃……26

桂皮甘草牛肉汤：补益脾胃，温中散寒……28

当归巴戟羊肉汤：温阳暖肾，暖身壮腰……29

第二章 调理汤

改善睡眠……31

酸枣仁莲子汤：安心神，助入眠……31

百麦安神饮：养心安神，益气养阴……32

灵芝石斛瘦肉安神汤：安神助眠，清火降燥……33

太子参黄芪核桃仁鸭汤：健脑益智，清热宁神……35

抗疲劳……37

香菇花生鲜蚝汤：滋阴养血，补充体力……37

芸豆红枣炖猪尾：提升免疫力……38

黄精鸡蛋汤：改善体虚乏力……39

甘麦红枣舒心茶：养心安神，改善情绪……41

缓解压力……42

桑葚茉莉饮：滋阴补血，养心安神……42

柴胡西红柿排骨汤：疏肝解压，缓解疲劳……44

合欢花猪肝瘦肉汤：养肝疏肝、解郁安神……45

百合芝麻炖猪心：清心安神，养心补血……47

调治肾虚……47

鳗鱼枸杞汤：滋肝补肾、补虚养血……47

栗子毛豆淡菜汤：补肾强筋，养胃健脾……49

秋葵西红柿汤：强肾补虚，抗疲劳……49

核桃黑豆桑葚饮：补肾养血，生发养发·······················50

提高免疫力 ··51

鲍鱼花菇沙参汤：补气强身，延缓衰老·······················51

虫草花瑶柱玉米棒骨汤：温润滋补，提升免疫力···········52

黑豆牛蒡煲鸡汤：补肾益精，增强免疫力·····················54

茶树菇无花果煲鸭腿：养胃生津，增强体质·················55

第三章 专属汤

女性汤 ··57

花生猪手汤：滋润祛皱，产后滋补佳品·······················57

桂圆红枣乌鸡汤：补血养颜，女性挚爱·······················58

玫瑰四物汤：活血调经，养颜美容圣品·······················59

山楂桂枝红糖饮：温经通脉，化瘀止痛良方·················61

儿童汤 ··62

益智山药桂圆鸭腿汤：温中健脾，补脑益智佳品···········62

玉米马蹄棒骨汤：清润生津，补钙良品·······················64

莲子栗子排骨汤：益智健体，提升记忆力·····················65

桂圆红枣煲猪心：补血养心，宁神益智·······················67

素食汤 ··68

薏米荷叶双瓜汤：利水消肿，清热消暑·······················68

绿豆茭白汤：解酒清热···70

薏米赤小豆冬瓜汤：健脾祛湿···71

南瓜百合汤：补中益气，养心安神·······························72

桂花酸梅汤：清热解暑，促进消化·······························73

第一章

四季汤

🌸 春汤

三根排骨汤：清热化湿，养阴除烦

原料准备：

葛根 10 克，茅根 20 克，芦根 20 克，排骨 300 克，生姜 2 片，大葱 2 段，食盐适量，料酒 2 勺。

制作步骤：

1. 将葛根、茅根、芦根清洗干净后，置于清水中浸泡至少 30 分钟，以充分吸水膨胀。

2. 茅根去除须子，装入专用的煲汤汤料袋中，便于后续捞取，同时保持汤色清澈。

3. 排骨斩成大小适宜的块状，用流水冲洗干净。随后，在锅中加入葱段、料酒及

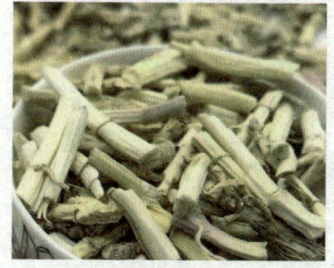

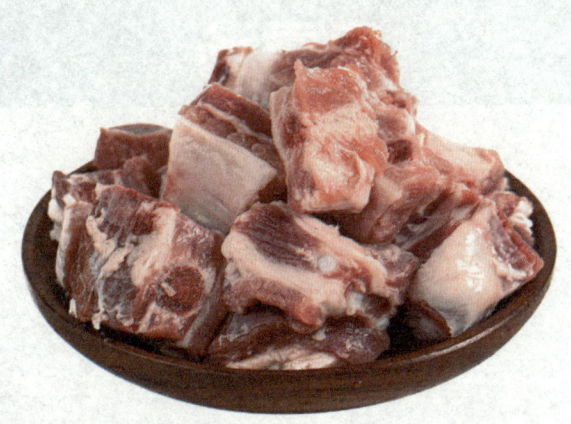

足量冷水，放入排骨，大火煮沸后迅速撇去浮沫，将排骨捞出沥干水分备用。

4.取一煲汤砂锅，将所有准备好的食材（包括汤料袋中的茅根）一并放入，加入2000毫升清水。先以大火煮沸，再转为小火，慢炖2小时，以使食材精华充分释放。

5.炖煮接近尾声时，根据个人口味加入适量食盐调味，即可关火享用。

烹饪精髓：

茅根的预处理至关重要，去除小须子并装袋，能确保汤品的清澈与纯净。

体质偏寒者饮用此汤时需谨慎，以免加重体内寒气。

健康贴士：

春季干燥，易引发喉咙不适与皮肤缺水。三根排骨汤以其独特的搭配，不仅清热化湿，还能养阴除烦，是应对春季干燥的理想选择。

第一章 四季汤

食材解析：

芦根，取自芦苇的新鲜或干燥根茎，具有清热生津、除烦止呕、利尿等多重功效，是此汤中的重要成分。

黑木耳田七汤：滋肝润肺，补气活血

原料准备：

黑木耳5克，田七10克，红枣10粒，生姜2片，食盐适量。

制作步骤：

1. 黑木耳提前用冷水泡发，其间需多次换水以去除杂质，保持其鲜嫩脆爽。

2. 红枣与田七分别用流水冲洗干净，红枣对半切开。

3. 将处理好的黑木耳、田七、红枣连同姜片一同放入

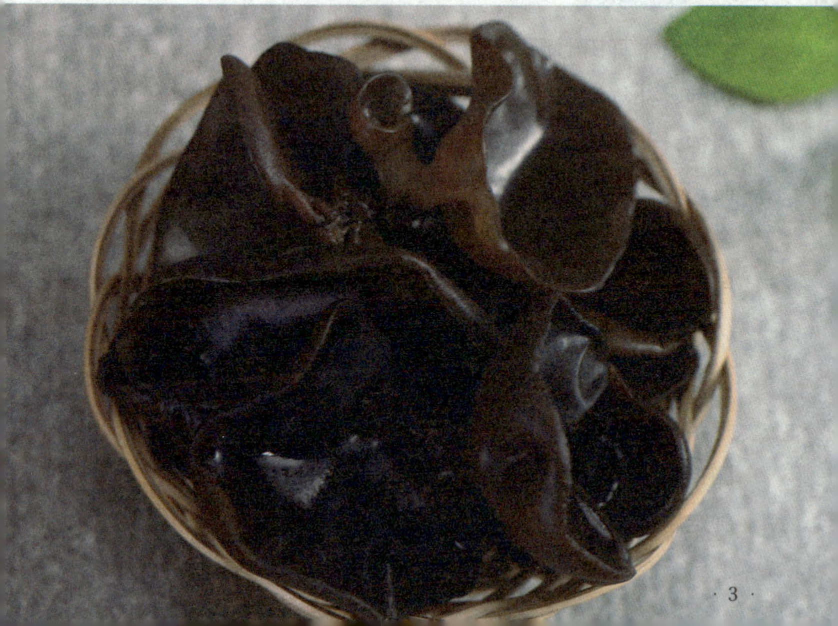

· 3 ·

锅中，加入 1000 毫升清水。

4. 先以大火煮沸，随后转小火慢炖 1 小时，直至汤色浓郁，最后加盐调味即可。

烹饪精髓：

黑木耳冷水泡发是关键，既能保持口感又能减少营养流失。

田七味苦，不宜捣碎，以免苦涩味影响整体风味。

健康贴士：

黑木耳田七汤不仅滋肝润肺、补气活血，还能提振精神，尤其适合女性调理气血，改善手脚冰凉。但需注意，经期及孕期女性应避免服用田七。

食材解析：

田七，别名三七，性温味辛，被誉为"金不换""南国神草"，具有活血化瘀、消肿定痛之效。

马蹄米酒汤：清热生津，滋补气血

原料准备：

马蹄 200 克，米酒 50 克（优选老米酒），陈皮丁 5 克，冰糖适量，食盐少许。

制作步骤：

1. 马蹄刷洗干净后去皮，立即浸泡在淡盐水中以防氧化变色。

2. 陈皮丁洗净，与马蹄一同下锅，加入 500 毫升清水。

3. 大火煮沸 3 分钟后关火，待汤自然冷却至常温。

4. 加入米酒与冰糖调味。

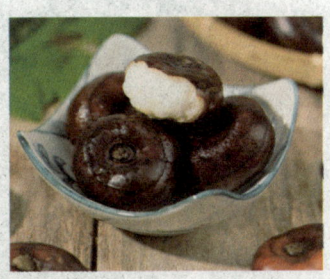

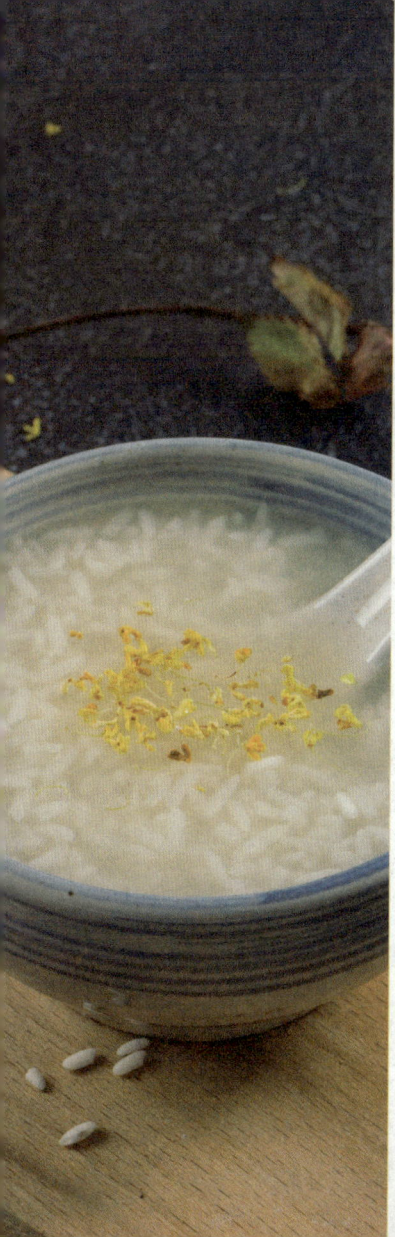

第一章　四季汤

烹饪精髓：

马蹄去皮后需迅速用淡盐水浸泡，以保持其洁白与爽脆。

米酒不宜加热，以免破坏其有益菌群及独特风味。

健康贴士：

春季干燥，一碗马蹄米酒汤能由内而外带来清爽与滋润。米酒与马蹄的搭配，不仅开胃提神、养血活气，还能清热泻火。但脾胃虚寒者或消化能力较弱的儿童不宜饮用。

食材解析：

米酒，又称酒酿，由糯米发酵而成，富含维生素、葡萄糖及氨基酸等营养成分，是美容养颜、益气养血的佳品。

白胡椒薏米猪肚汤：健脾利湿，益气养胃

原料准备：

猪肚500克，红枣4粒，

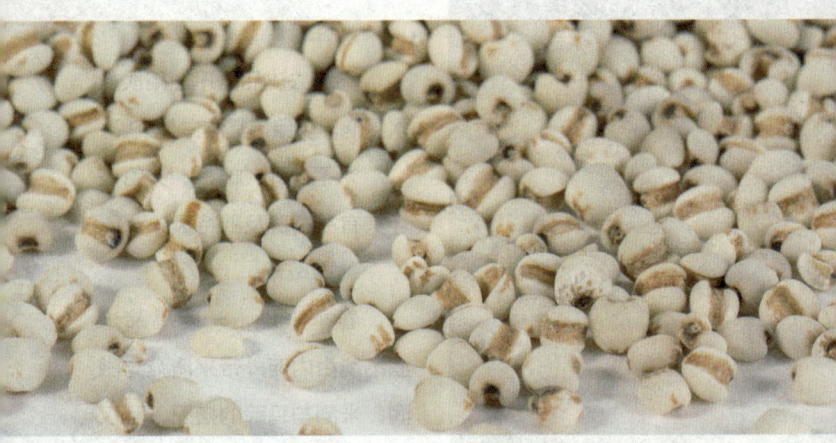

白胡椒粒8克，薏米25克，干腐竹30克，生姜2片，大葱1段，食盐适量。

制作步骤：

1. 猪肚先用盐或面粉揉搓清洗，内外均需反复处理，直至无异味。

2. 薏米与红枣洗净后浸泡1小时，干腐竹用冷水泡发后切段备用。

3. 猪肚冷水下锅，加姜片、料酒煮沸，撇去浮沫后捞出。

4. 将所有食材放入砂锅，加2000毫升清水，大火煮沸后转小火炖煮30分钟。

5. 取出猪肚并切条，加油略炒，此时可加入适量白胡椒。炒后再放回砂锅，继续小火炖1小时至熟烂。

6. 最后加盐调味，即可享用。

烹饪精髓：

猪肚清洗需彻底，表面

第一章　四季汤

的白色油脂需刮除干净。

白胡椒根据个人口味增减，微炒后风味更佳。

健康贴士：

春季肝火旺盛，易伤脾胃。白胡椒薏米猪肚汤具有健脾利湿、益气养胃的功效，特别适合春季脾胃失和、畏寒的人群。薏米与白胡椒的搭配，既能祛湿又能散寒，是春季调理脾胃的理想选择。

黄芪灵芝猪肉汤：补气固表，升阳益气，安神定志

原料准备：

黄芪10克，灵芝25克，猪瘦肉200克，生姜2片，食盐适量。

制作步骤：

1. 黄芪先行洗净，备用；猪瘦肉亦洗净，切成适口小块。
2. 锅中注入冷水，放入猪肉块，大火煮沸后，细心撇去浮沫，将肉块捞出，沥干水

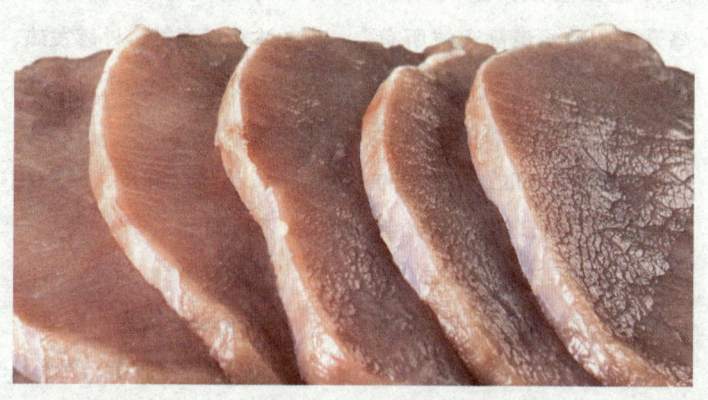

・一碗汤・

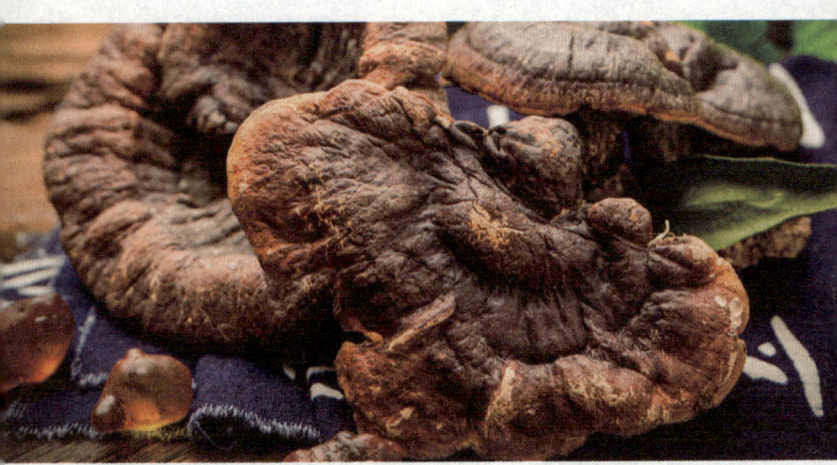

分备用。

3.取一煲汤砂锅，将黄芪、完整的灵芝、猪肉块、生姜片悉数放入，注入2000毫升清水，水量需没过所有食材。

4.先以大火煮沸，随后转小火慢炖2小时，让食材的精华缓缓释放于汤中。待汤色浓郁，香气四溢时，根据个人口味加入适量食盐调味，即可享用。

烹饪精髓：

灵芝微苦，煲汤时无需剪开，也可加入一粒蜜枣，以中和苦味，增添汤品的甘甜。

本汤性温补，外感发热、湿热内蕴者不宜饮用，以免加重病情。

黄芪与白鲜皮、藜芦相克，不可同用。

健康贴士：

中医理论认为，春季多风，人体表虚不固者，易受风邪侵袭。黄芪有补气固表、升阳之力，灵芝则补气血、安心神、健脾胃，二者与猪瘦肉同煲，实为春季调养身体的佳品。

食材解析：

灵芝，性平味甘，被誉为"神草""药中之王"。其补气安神之效显著，可扶正固本，增强免疫功能，提高机体抵抗力。对灵芝存在过敏反应之人应忌服，感冒、咳嗽、腹痛等急性病期间亦不宜服用，孕妇则需禁食。

❀ 夏汤

冬瓜老鸭汤：解暑清润，利水祛湿

原料准备：

老鸭半只，冬瓜500克，莲子50克，薏米50克，荷叶半张，生姜3片，食盐适量。

制作步骤：

1. 莲子、薏米、荷叶先行洗净，备用。冬瓜洗净去瓤，切块，大小适中，以保持其爽脆口感。

2. 老鸭斩块，用清水浸泡以去除血水。锅中注入冷水，大火煮沸后放入鸭块，煮片刻后撇去浮沫，再煮片刻，以去除表面油脂。

3. 将除冬瓜外的所有食材放入锅中，加入3000毫升清水，大火煮沸后转小火慢炖2小时。

4. 待汤色金黄，香气扑鼻时，加入冬瓜块，继续小火

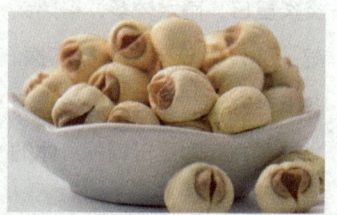

炖煮15分钟，让冬瓜的清新与老鸭的醇厚完美融合。

5.最后，根据个人口味加入适量食盐调味，即可享用。

烹饪精髓：

冬瓜块大小适中，最后下锅，以保持其爽脆口感，避免过于软烂。

老熟冬瓜更佳，营养与口感并重。

冬瓜带皮煮汤，其消肿利尿、清热解暑之效更佳。

健康贴士：

民间有"大暑老鸭胜补药"之说，冬瓜与荷叶亦是夏季清润滋补、解暑气的佳品。炎炎夏日，雨水较多，暑热夹湿，脾胃易受困，食欲不振。冬瓜老鸭汤清凉滋润，薏米利水祛湿，实为夏日调养身体的明智之选。

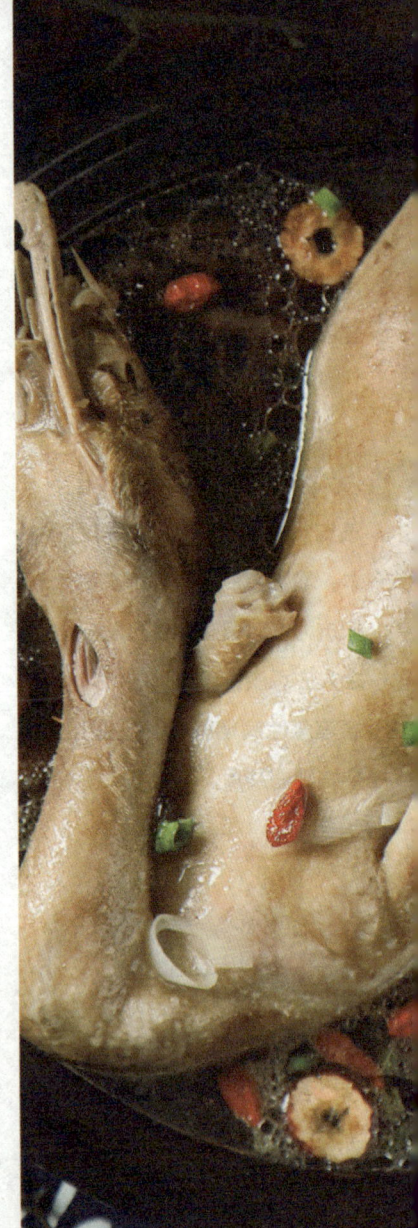

第一章　四季汤

食材解析：

冬瓜，性微寒，味甘、淡，能清热化痰、除烦止渴、利尿消肿。其维生素C含量丰富，钾高钠低，适合糖尿病患者及浮肿病人食用。冬瓜无脂肪，热量低，且含有丙醇二酸，能有效抑制糖类转化为脂肪，是减肥的天然食品。

百合白果牛肉汤：清热养颜，养阴润肺

原料准备：

鲜百合50克，白果50克，红枣8粒，牛肉300克，生姜3片，食盐适量。

制作步骤：

1. 牛肉洗净，用冷水浸泡15分钟以去除血水；白果剥去外皮，冲洗干净。

2. 将牛肉切成小块，与白果、红枣、生姜片一同放入电砂锅中，加入3000毫升清水，水量需没过所有食材。

3. 食材需煲煮4小时，可在煮3小时左右加入清洗过的鲜百合片（若使用干百合，则可与牛肉一同下锅）。

4. 待汤色清澈，香气浓郁时，根据个人口味加入适量食盐调味，即可享用。

烹饪精髓：

鲜百合的加入，让汤品更加精致，后加百合可保持其口感清爽甘甜。

若使用干百合，需提前充分浸泡，以使其充分吸水膨胀，恢复鲜品的口感与营养。

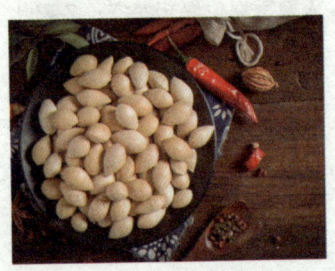

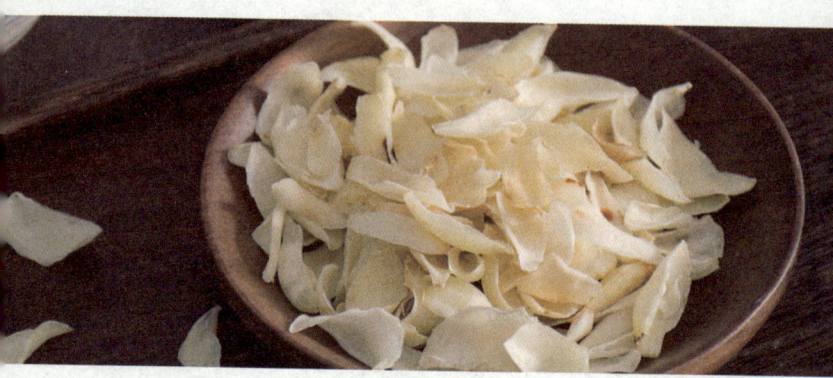

煲汤时加入几片山楂片或萝卜片,可促进牛肉软烂,消除异味。

健康贴士:

百合白果牛肉汤清润可口,百合与白果皆具清热润肺之效。白果不仅滋润养颜抗衰老,还可辅助治疗痤疮。年轻人夏季易生燥起痤疮,多喝此汤可滋润改善。

食材解析:

百合,性微寒,其养阴润肺、止咳、清心安神之效显著。蜜炙百合润肺效果更佳,可用于辅助治疗肺燥或肺热咳嗽等症。新鲜百合富含黏液质及维生素,对皮肤细胞新陈代谢有益,常食有一定美容作用。

苦瓜草菇鲫鱼汤:清热祛暑,健脾益胃

原料准备:

苦瓜1根,约300克的鲫鱼1条,草菇100克,姜3片备用,食盐、食用油适量。

制作步骤:

1. 草菇洗净后放入加有

第一章　四季汤

少许盐的沸水中余烫2~3分钟,随后捞出洗净沥干。

2.苦瓜纵向剖开,去籽后切成均匀小块备用;鲫鱼去鳃、鳞、内脏及腹中黑膜。

3.先将锅烧热,用姜片涂抹锅底以防粘锅,再倒入食用油,放入鲫鱼煎至两面微黄。

4.加入处理好的草菇、苦瓜块、适量热水及姜片。

5.盖好锅盖,先以大火煮沸,再转中火慢炖约30分钟,以充分释放食材风味。

6.炖煮接近尾声时,加入适量食盐调味,即可出锅享用。

烹饪精髓:

草菇的余水处理至关重要,能有效去除其特有的腥味。

煎鱼时遵循"热锅凉油"原则,不仅能防止粘锅,还能

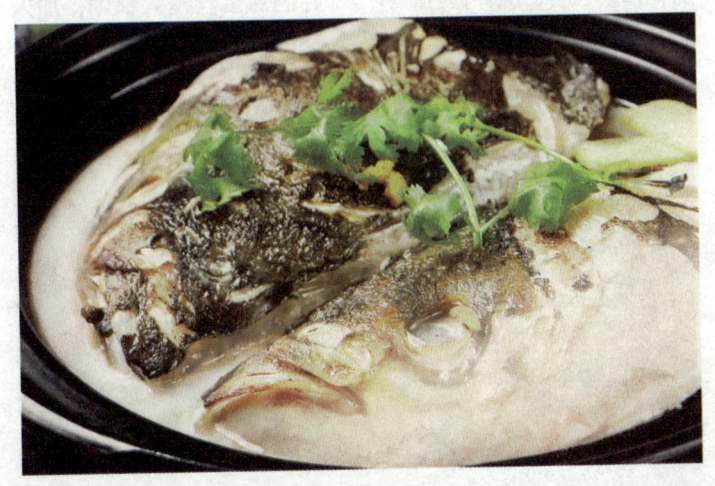

保证鱼皮完整,色泽金黄。

将热水加入煎好的鱼中,是煮出奶白色鲫鱼汤的关键。

健康贴士:

夏日炎炎,人体易感疲倦,食欲不振,此时一碗苦瓜草菇鲫鱼汤,既能解暑降温,又能提振食欲,滋补身体。苦瓜以其独特的苦味,不夺他味,反能吸纳众鲜,与草菇的鲜甜、鲫鱼的鲜美相得益彰,共谱清热祛暑、滋补养生的夏日佳话。

瓜皮荷叶海蜇汤:消暑利湿,清热解毒

原料准备:

西瓜皮约300克,荷叶30克,海蜇丝150克(需提前用冷水浸泡6小时以上,中途多次换水),食盐适量。

制作步骤:

1. 西瓜皮去瓤和外皮后切块,荷叶剪碎洗净。

2. 将西瓜皮、荷叶及泡好的海蜇丝投入锅中,加入800毫升清水,大火煮沸后转

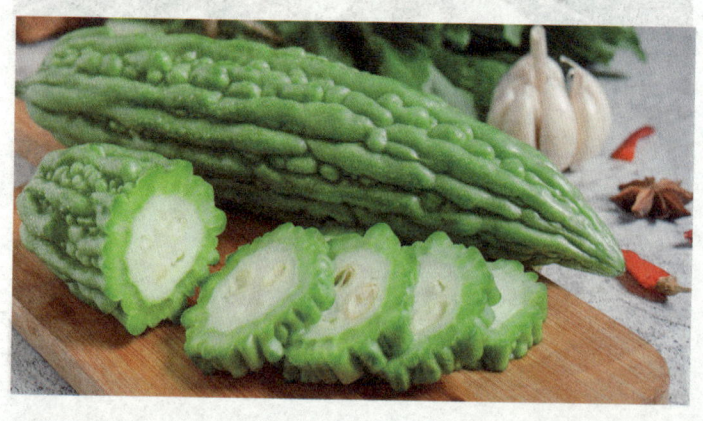

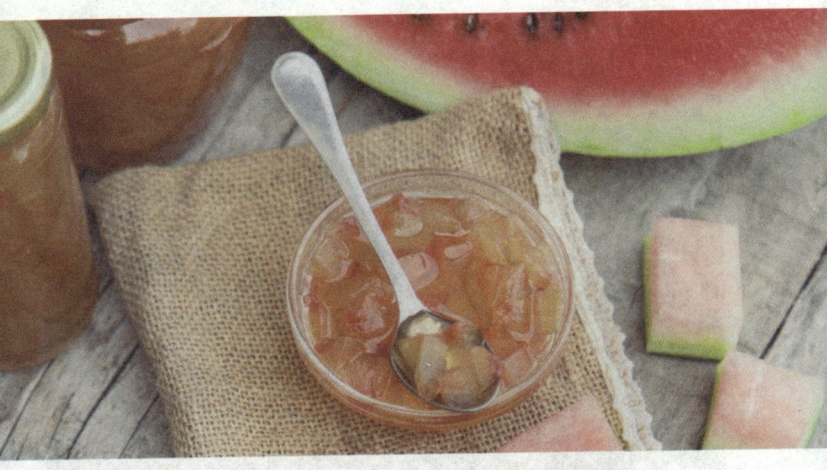

小火慢炖30分钟。

3.炖好后加盐调味,即可饮用。

烹饪精髓:

西瓜皮变废为宝,不仅可用于制汤,还能煮粥或腌制成咸菜,增添餐桌风味。

健康贴士:

荷叶与西瓜皮的结合,既解暑热又祛湿气,海蜇丝则具有清热解毒、降压消肿之效,三者相得益彰,是夏日里不可多得的清凉饮品。

海带绿豆煲乳鸽:清热解毒,养血补气

原料准备:

乳鸽1只,海带200克(需提前泡水清洗),绿豆40克,蜜枣1粒,生姜两片,大葱1段,食盐适量。

制作步骤:

1.乳鸽处理好内脏并洗净,绿豆淘洗干净。

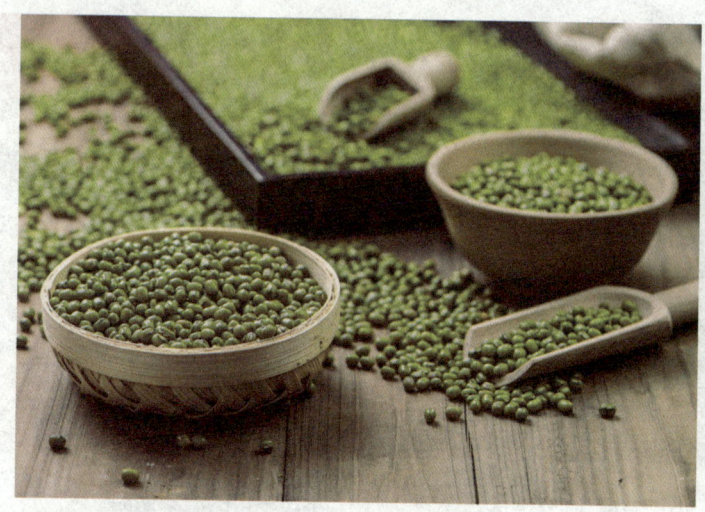

2. 将乳鸽、绿豆及泡好的海带一同放入汤煲，加入1500毫升清水，大火煮沸后转小火慢炖2小时。

3. 炖至汤色浓郁，加盐调味即可享用。

烹饪精髓：

鲜海带需浸泡6小时以上，中途多次换水清洗，以减少重金属残留；乳鸽无需先焯水，只需在水开后撇去浮沫，保持汤色清澈。

健康贴士：

乳鸽作为高蛋白、低脂肪的健康食材，四季皆宜，尤其春末夏初最为肥美；绿豆的药食两用特性，使其尤擅清热解毒，成为夏日清暑的上佳选择；海带富含碘元素和可溶性纤维素。三者共同构筑了一道滋养身心的夏日靓汤。

❀ 秋汤

莲藕排骨汤：滋阴润燥，调养身心

原料准备：

新鲜莲藕1节，排骨300克，枸杞5克，大葱1段，料酒1勺，生姜2片，食盐适量。

制作步骤：

1. 排骨斩件后用流水洗净；莲藕洗净后去皮切块，处理时避免使用铁质刀具，以防莲藕氧化变黑，炖亦以陶瓷为佳。

2. 排骨先入冷水锅中，加葱段、料酒，大火煮沸后迅速撇去浮沫，捞出排骨备用，此步骤旨在去除杂质，保证汤色清澈。

3. 将处理好的排骨、莲藕块与姜片一同放入汤煲，加

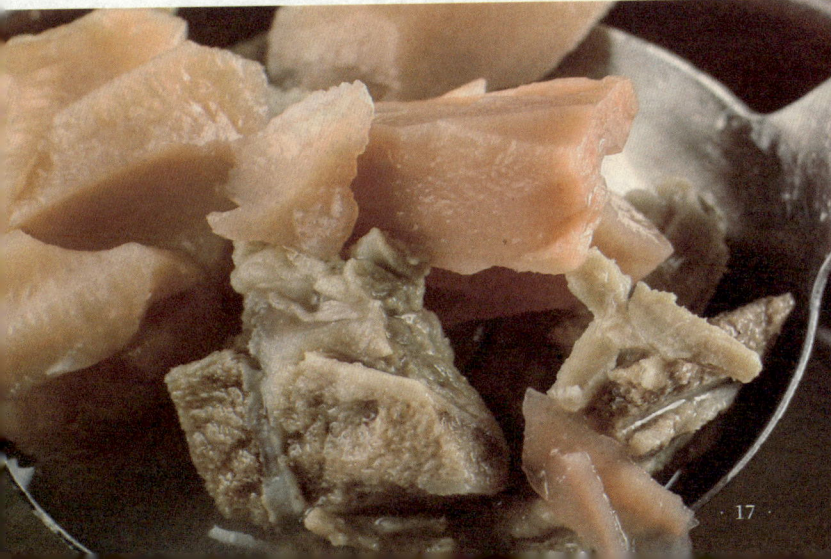

入2000毫升清水,先以大火煮沸,再转小火慢炖两小时,使食材精华充分释放。

4.炖煮接近尾声时,加入枸杞续煮5分钟,出锅前依个人口味加盐调味,以保持汤品的自然鲜美。

烹饪精髓:

莲藕的选择尤为关键,红花藕粉糯绵软,更适合炖汤;而白皮藕口感清脆,更适合炒食。

排骨亦可替换为腔骨。

盐的添加需少量,少盐方能凸显莲藕的清甜与汤品的自然风味。

健康贴士:

秋意渐浓,人体需要积聚能量以备寒冬。莲藕清热润燥,排骨益精补血,二者结合,经过长时间的炖煮,营养充分溶于汤中,汤汁清香可口,不仅满足味蕾享受,更滋养身心,是秋日不可多得的滋补佳品。

葛根红枣排骨汤:解热生津,滋阴润燥

原料准备:

葛根100克,猪小排250克,红枣4粒,姜片2片,食盐适量。

制作步骤:

1.猪小排斩件,用流水洗净,焯水后捞出;葛根用水

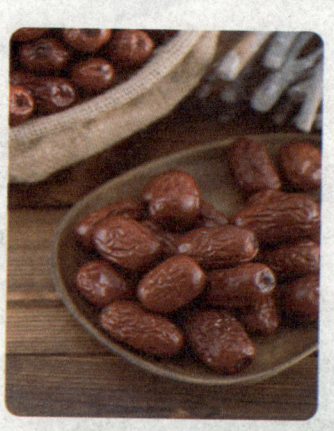

第一章　四季汤

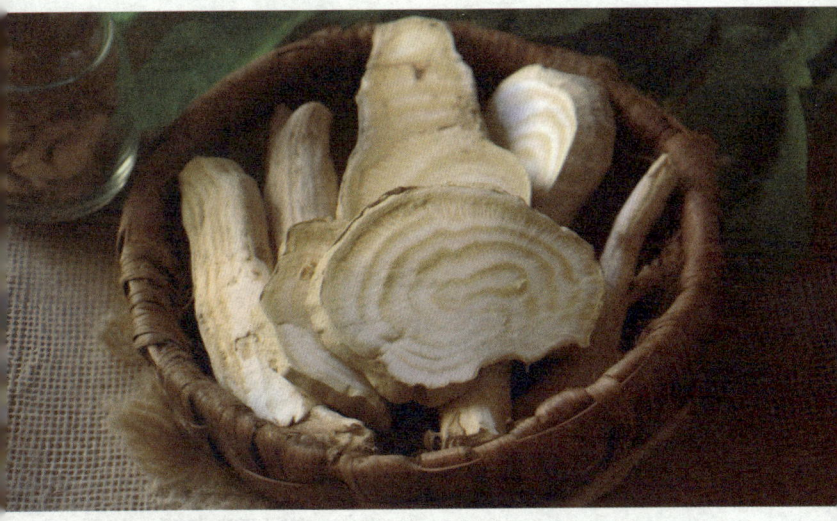

浸泡片刻后洗净；红枣洗净。

2. 猪小排、葛根、红枣与姜片一同下锅，加入2000毫升清水，大火煮沸后转小火慢炖2小时，使葛根与排骨的精华充分交融。

3. 炖至汤色浓郁，加盐调味即可享用。

烹饪精髓：

葛根富含黄酮类化合物，对骨质疏松、更年期综合征等具有一定的改善作用。

煲汤过程中，需密切关注火候，保持小火慢炖，以确保汤品的口感与营养价值。

健康贴士：

葛根作为中医常用的解表药材，具有解热生津的功效，非常适合干燥的秋季食用。然而，葛根性寒，体寒胃寒之人需慎用；同时，低血糖、低血压患者亦应避免食用葛根，以免加重病情。

山药蜜枣煲瘦肉汤：健脾养肺，润燥宜人

原料准备：

山药片15克，猪瘦肉100克，蜜枣2粒，枸杞5克，食盐适量。

制作步骤：

1. 猪瘦肉切块焯水后，与洗净的山药片、蜜枣一同下锅，加入700毫升清水。

2. 大火煮沸后转小火慢炖1小时，使食材的精华充分释放于汤中。

3. 加入枸杞续煮5分钟，出锅前加盐调味，以保持汤品的自然鲜美。

烹饪精髓：

山药片的选择需谨慎，

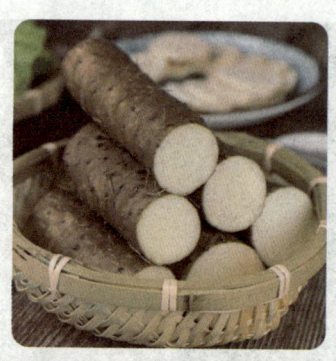

在正规药店购买可确保品质。同时，亦可选用鲜山药，用量与猪瘦肉相当。

枸杞不宜久煮，故需在炖煮接近尾声时加入，以免破坏其营养成分。

健康贴士：

秋季气候干燥，人体易感到口干舌燥。此时，宜多食用清润的汤水来缓解症状。山药性平，可益肺气、养肺阴，与猪瘦肉结合煲汤，不仅能帮助健脾润肺防秋燥，还能提供丰富的营养，滋养身心。

第一章　四季汤

沙参玉竹老鸭汤：养胃生津，润燥补虚

原料准备：

老鸭半只，沙参30克，玉竹30克，姜片3片，料酒少许，食盐适量。

制作步骤：

1. 老鸭去除毛和内脏，洗净斩块，用水浸泡去除血水。
2. 将处理好的老鸭块放入锅中，加入2000毫升冷水。
3. 大火煮沸后迅速撇去浮沫，再煮片刻后撇去表面的油花，以保持汤色清澈透亮。
4. 将沙参、玉竹、姜片洗净，一同放入锅中，加入少许料酒，转小火慢炖1.5小时，使食材的精华充分释放于汤中。
5. 出锅前加盐调味即可享用。

烹饪精髓：

老鸭的油分较多，在煲汤过程中需不断撇去浮油，以保持汤品的清爽口感。

玉竹在煲汤前用清水浸

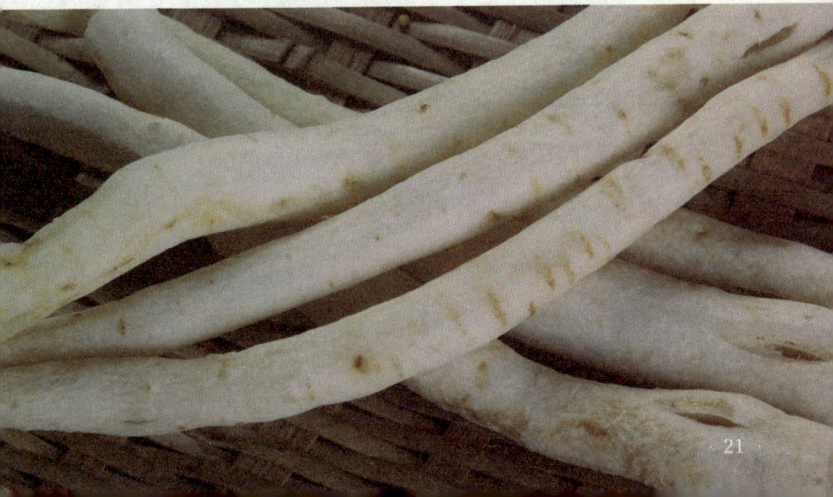

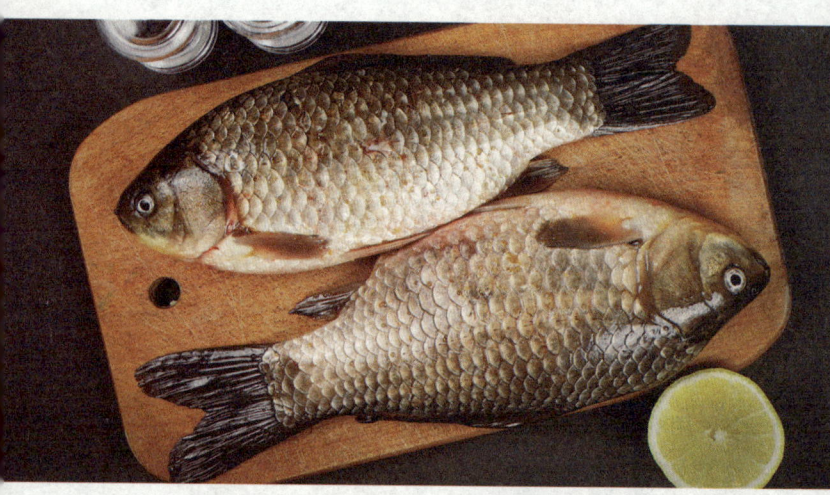

泡30分钟,可使其更好地释放营养成分。

健康贴士:

玉竹与沙参均为养阴类药材,搭配使用能起到相辅相成的作用。鸭肉性凉,味甘,可大补虚劳、滋五脏之阴。在干燥的秋季,不妨多喝此汤,以养胃生津、润燥补虚,滋养身心。

鲫鱼萝卜汤:益气健脾,消积化滞

原料准备:

鲫鱼2条(约500克),白萝卜半个,姜片3片,香菜少许,葱、食盐、食用油适量。

制作步骤:

1. 鲫鱼处理干净备用;白萝卜洗净后,去皮切丝备用。

2. 锅烧热后先用姜片涂

锅防粘,再倒入食用油煎鱼至两面微黄。加入适量热水、葱段与姜片,煮沸后再加入萝卜丝。

3. 盖上锅盖大火煮沸后转小火慢炖30分钟,使食材的精华充分释放于汤中。

4. 出锅前加盐、香菜调味即可享用。

烹饪精髓:

煎鱼时需遵循"热锅凉油"的原则,即先把锅烧热再倒入食用油煎鱼,以防止粘锅。

往煎好的鱼里加水时需使用热水,以煮出真正奶白色的鲫鱼汤。

健康贴士:

腹胀无食欲的时候可以多喝此汤。白萝卜含有芥子油,能去除鱼腥,令汤汁更加鲜美,但其性寒,脾虚者应少食。鲫鱼性平味甘,具有健脾利湿、和中开胃之功效,是产后妇女滋补通乳的佳品。

❀ 冬汤

萝卜枸杞羊肉汤:补肾壮体,祛火生津

原料准备:

白萝卜500克,羊肉300克,枸杞10克,生姜3片,

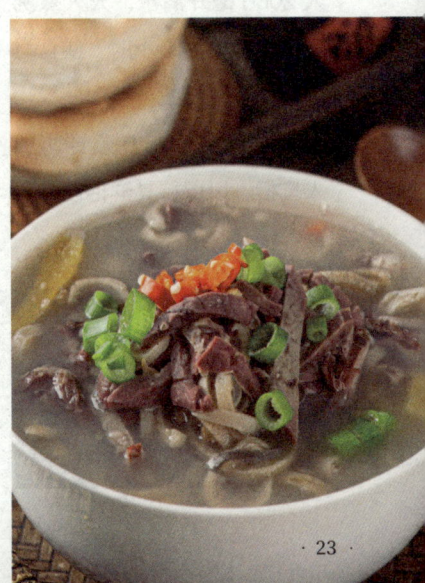

葱段、食盐适量。

制作步骤：

1. 将羊肉洗净后去除筋膜，并切成大块，与姜片、葱段一同放入沸水中汆烫，去除血水和杂质，捞出备用。

2. 白萝卜洗净去皮后，切成滚刀块，以便更好地吸收汤汁。

3. 将处理好的白萝卜、羊肉、姜片一同放入锅中，加入2000毫升清水，大火煮沸后转小火慢炖2小时，使食材的精华充分释放。

4. 在出锅前5分钟，加入枸杞，以保持其鲜艳色泽与营养。

5. 喝时根据个人口味加盐调味，使汤品更加鲜美可口。

烹饪精髓：

羊肉汤有温中御寒的功效，但过量饮用可能引发上火，需适量为宜。

白萝卜则能祛火生津，与羊肉搭配不仅能解肉膻味，还能平衡羊肉的热性，符合营养学中荤素搭配的原则。

健康贴士：

俗话说："冬吃萝卜夏吃姜，不劳医生开药方。"羊肉与白萝卜的经典搭配最适合冬季食用。羊肉性温，能补肾壮阳，让身体变暖；而白萝卜则能预防冬季热食伤身，清解体内的积热。两者结合，既能满足味蕾，又能滋养身心，是冬季不可多得的滋补佳品。

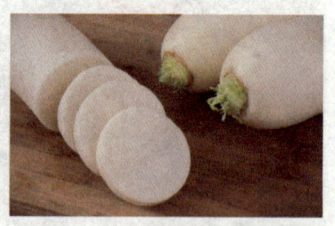

第一章 四季汤

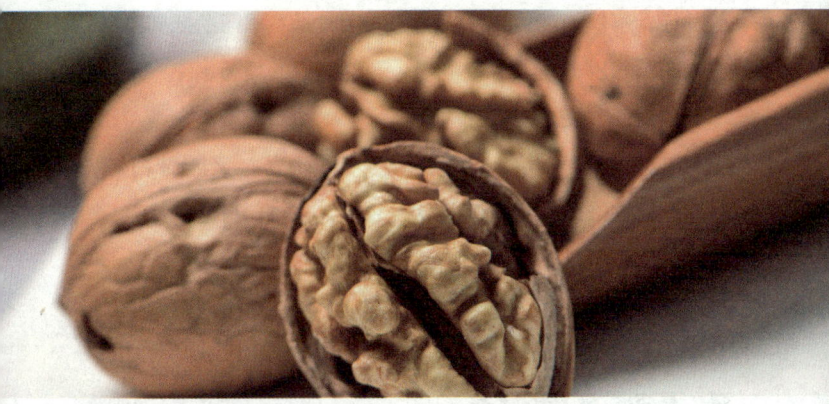

山药核桃排骨汤：健脾益胃，补气养血

原料准备：

排骨500克，核桃仁150克（带衣更佳），山药片100克（或鲜山药适量），红枣6粒，生姜3片，料酒少许，葱、食盐适量。

制作步骤：

1. 排骨洗净，斩成小块放入冷水中，加入料酒与葱段，大火烧开后撇去浮沫，捞出排骨备用。

2. 将核桃仁、山药片、红枣洗净后与排骨一同放入锅中，加入2000毫升清水。

3. 大火煮沸后转小火慢炖2小时，使食材的精华充分交融。

4. 喝时根据个人口味加盐调味，使汤品更加鲜美可口。

烹饪精髓：

带衣的核桃仁煮出的汤

色发红,不仅美观,而且核桃衣中的营养也十分丰富。

鲜山药的处理需谨慎。山药皮中含有皂角素,黏液中含有植物碱,应避免直接接触,以免引起过敏。

健康贴士:

山药核桃排骨汤口味清爽,是冬季滋补的佳品。山药、核桃、排骨均具有丰富的营养价值,能健脾益胃、补气养血。此汤还有滋肾益智的作用,是冬季帮助抵御风寒、补益脾胃的靓汤。

食材解析:

山药,又叫野白薯,性平,味甘,有益气养阴、固精止带的功效。

党参黄精炖鸡汤:补中益气,健脾养胃

原料准备:

黄精20克,党参15克,山药片20克(或鲜山药适量),

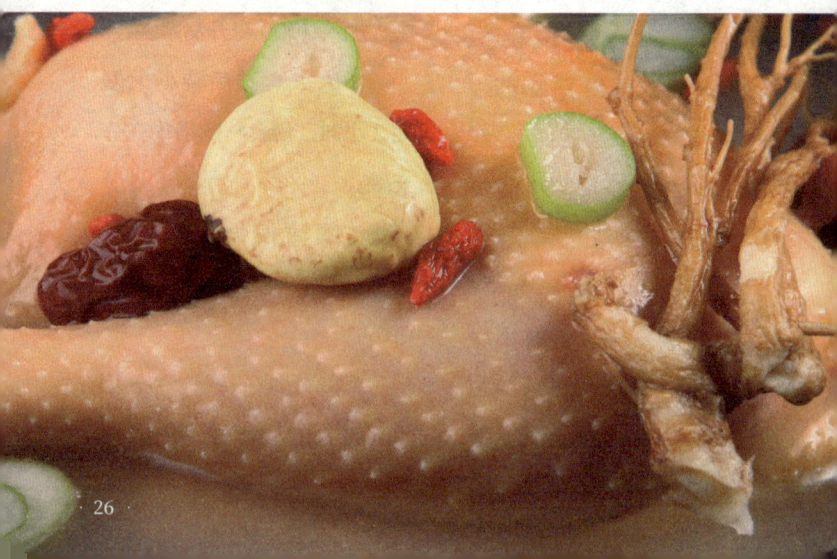

第一章　四季汤

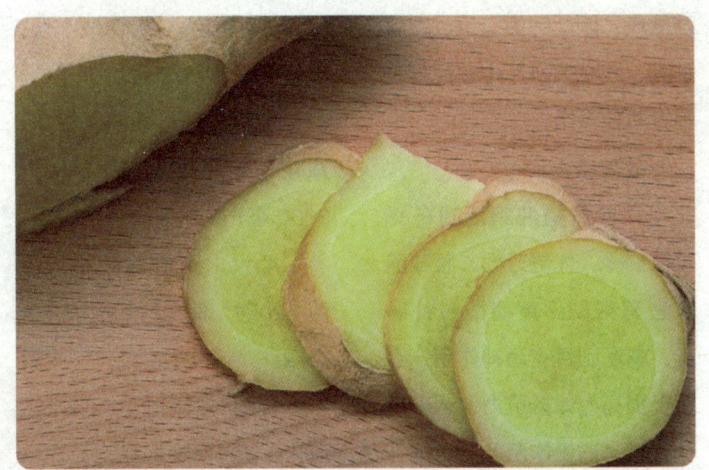

鸡1只（约1000克），生姜3片，食盐适量，料酒少许。

制作步骤：

1. 将黄精、党参、山药片用水冲洗干净后备用。

2. 鸡处理干净后，斩成小块放入冷水中，加入料酒，大火余煮5分钟后捞出，冲去浮沫备用。

3. 将所有食材放入锅中，加入2000毫升清水。

4. 大火煮沸后转小火慢炖2小时，使食材的精华充分释放。

5. 喝时根据个人口味加盐调味，使汤品更加鲜美可口。

烹饪精髓：

黄精味道微甜，但部分品种可能带有苦味，不适于食用。

黄精性质较滋腻，易助

湿生痰,因此脾虚有湿、胃脘胀满、咳嗽痰多、中寒泄泻者不宜单独食用。

健康贴士:

党参黄精炖鸡汤对冬季畏寒怕冷、体倦乏力、腰膝酸软者有帮助。黄精能滋补肝肾,鸡汤则具有温补作用,有助于提高人体抵抗力,远离冬季流感。适量饮用此汤,能补中益气、健脾养胃,是冬季滋补的佳品。

桂皮甘草牛肉汤:补益脾胃,温中散寒

原料准备:

牛肉300克,桂皮6克,甘草3克,八角1个,生姜3片,食盐适量。

制作步骤:

1. 将桂皮、甘草用清水冲洗干净后备用。

2. 牛肉洗净后切成小块,以便更好地吸收汤汁。

3. 将牛肉、桂皮、甘草、八角、姜片放入锅中,加入3000毫升清水。

4. 大火煮沸后转小火慢炖2小时,使食材的精华充分交融。

5. 喝时根据个人口味加盐调味,使汤品更加鲜美可口。

烹饪精髓:

桂皮用于增添汤品的芳香与温补功效。八角作为常用的调味料,也是汤品的香气基础。甘草微甜,不仅能中和药性,还可以使汤品更加可口。

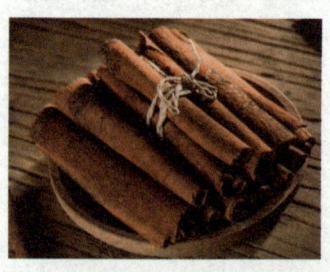

第一章　四季汤

健康贴士：

此汤很适合冬季食用，能补益脾胃、温中散寒。喝完胃腹温热，对脾胃虚寒所致的身体虚弱或食欲不振有很好的缓解作用。桂皮为辛热药，内热较重者在春夏季节应忌食，且食疗用量也不宜过大。

当归巴戟羊肉汤：温阳暖肾，暖身壮腰

原料准备：

当归10克，巴戟10克，党参10克，黄芪15克，桂圆肉15克，枸杞5克，羊肉500克，生姜3片，料酒1勺，食盐适量。

制作步骤：

1. 将所有药材用清水洗净后备用。羊肉洗净后切成大块。

2. 将羊肉块放入滚水中

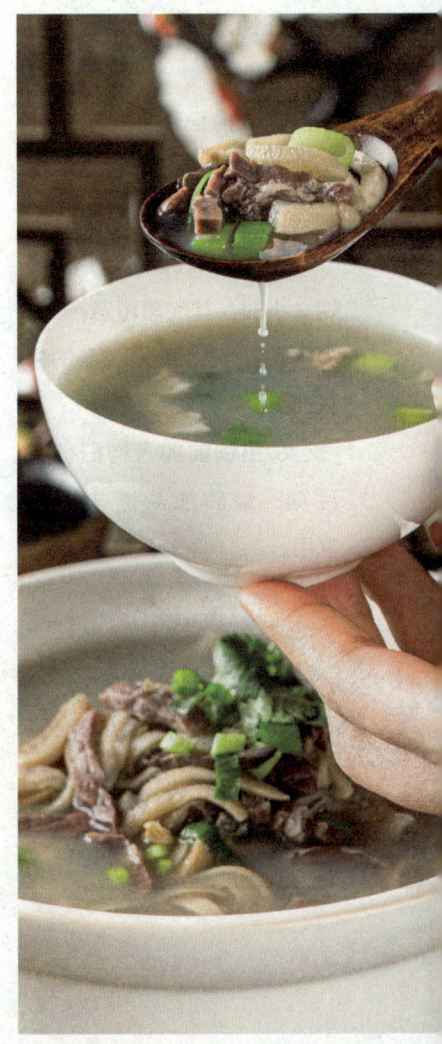

煮3分钟，去除膻味后捞出备用。

3. 除枸杞外，其余食材全部放入锅中，加入1500毫升清水和1勺料酒。

4. 大火煮沸后转小火慢炖2小时，其间需留意汤面，多次撇去浮沫，以保持汤的鲜味纯正。

5. 出锅前加入枸杞稍煮片刻，最后加盐调味即可享用。

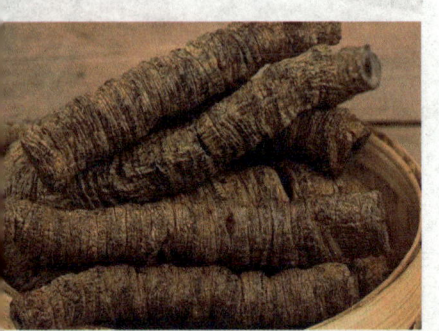

烹饪精髓：

使用砂锅炖制能使此汤风味更佳，且能更好地保留药材与羊肉的精华。

同时多种药材的加入也能有效去除羊膻味使汤更加鲜美。

健康贴士：

冬季进补时，炖汤的吸收效果更佳。羊肉被李时珍誉为"暖中补虚、补中益气、开胃健力、益肾气"的佳品。一碗暖身的当归巴戟羊肉汤鲜美滋补，尤其适合怕冷、经常手脚冰凉、腰膝无力的阳虚人士。此汤能温阳暖肾、暖身壮腰，为冬季滋补的绝佳选择。但多喝可能会引发上火，需适量饮用。

第二章

调理汤

❋ 改善睡眠

酸枣仁莲子汤：安心神，助入眠

原料准备：

酸枣仁5克,莲子15克,茯苓5克,龙眼肉4粒,冰糖适量。

制作步骤：

1. 将酸枣仁、莲子、茯苓、龙眼肉逐一清洗,以确保食材洁净无杂质。

2. 将清洗好的食材放入炖盅内,加入300~400毫升清水,水量适中,以保证汤品浓郁而不失清润。

3. 将炖盅置于锅中,采用隔水炖煮的方式,慢炖1小时,使食材精华充分释放。

4. 加入冰糖,继续炖煮至冰糖完全融化,汤品甜润可口。

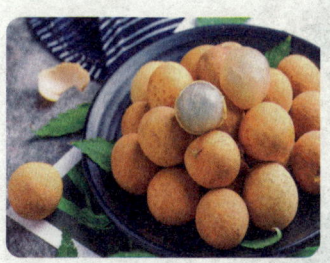

烹饪精髓：

采用小炖盅煲制一人份的酸枣仁莲子汤，不仅方便快捷，更能让人感受到独特的宠爱与呵护。隔水慢炖的清润汤水，每一口都蕴含着丰富的营养与安心的力量。若需多人食用，可按比例增加食材分量，确保每人都能品尝到浓郁的汤品。

莲子质地紧实，无需提前浸泡，直接炖煮即可，省时便捷。

健康贴士：

酸枣仁被誉为"东方睡果"，其安神助眠的功效备受推崇，尤其适合夜晚饮用，助你安心入眠；茯苓利水渗湿，助益心脾；龙眼不仅甘甜滋润，也有补心脾，益气血的功效。

百麦安神饮：养心安神，益气养阴

原料准备：

鲜百合30克，清新自

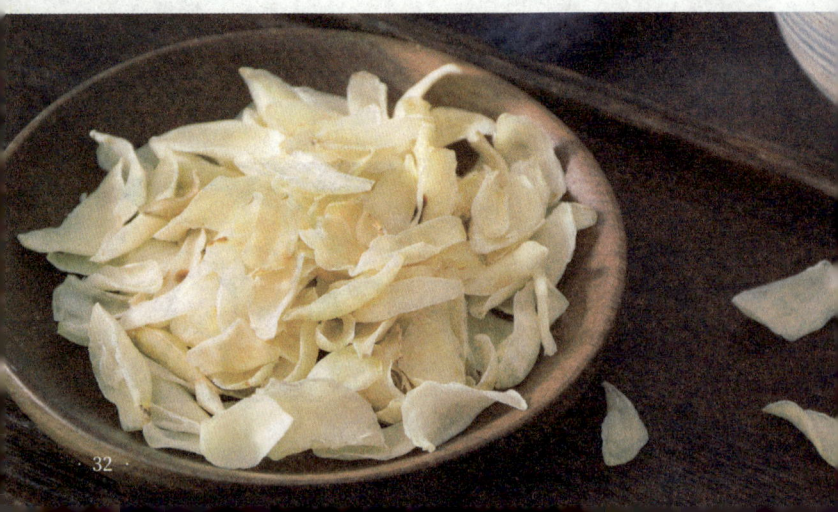

第二章 调理汤

然,掰瓣备用;小麦30克,莲子15克,夜交藤15克,红枣10克,甘草6克,冰糖适量。

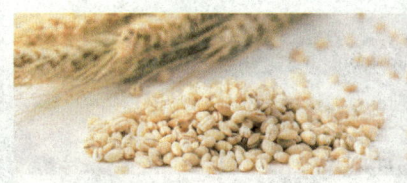

制作步骤:

1. 鲜百合清洗后,用手掰成自然的小瓣,保持其原有形态与口感。

2. 除百合外,其他药材置于流水下冲洗干净,并浸泡片刻,使其充分吸水膨胀。

3. 将所有食材放入锅中,加入1000毫升清水,大火煮沸后转小火煮30分钟,确保食材精华充分释放。

4. 待汤品煮好后,可根据个人口味加入冰糖调味,增添甜润口感。

烹饪精髓:

食材选用小麦而非浮小麦,更适宜煮制此汤,口感与营养更佳。

若无鲜百合,可选用干百合代替,但需提前浸泡至软,再煮汤,以确保口感与营养。

健康贴士:

百合与小麦均为宁心安神的佳品,煮好后代茶饮,既能养阴益气,又能安神助眠。对于经常熬夜加班、睡眠质量不佳的人群来说,此汤尤为适宜。夜交藤能宁心安神,养肝肾,止虚汗,但躁狂属实火者应避免服用。

灵芝石斛瘦肉安神汤:
安神助眠,清火降燥

原料准备:

灵芝15克,石斛10克,

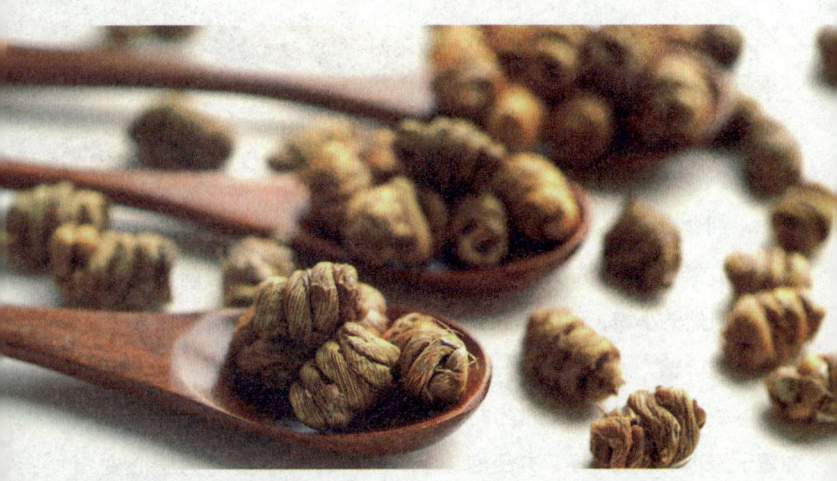

蜜枣1粒，西洋参片5克，猪瘦肉250克，食盐适量。

制作步骤：

1. 猪瘦肉洗净后切成大块，与所有药材一同清洗备用。

2. 将猪瘦肉放入沸水中焯水去血沫，捞出后与灵芝、石斛、蜜枣一同放入锅中。

3. 加入2000毫升清水，大火烧开后转小火慢炖1.5小时，使食材精华充分释放。

4. 加入西洋参片，继续炖煮30分钟，使西洋参的补气功效得以发挥。

5. 喝前加盐调味，确保汤品口感鲜美。

烹饪精髓：

灵芝虽微苦，但加入蜜枣可中和其苦味，使汤品口感更加甘甜可口。

健康贴士：

此汤适宜加班熬夜或工作繁杂导致的虚火烦躁者饮

第二章　调理汤

用。虚火上升容易引发烦躁失眠，而灵芝、石斛等药材具有安神助眠、清火降燥的功效，西洋参也能够补气养阴。晚上饮用此汤可以提升睡眠质量。但需注意，风寒感冒、发烧、阴虚内热者以及孕妇应避免食用灵芝。

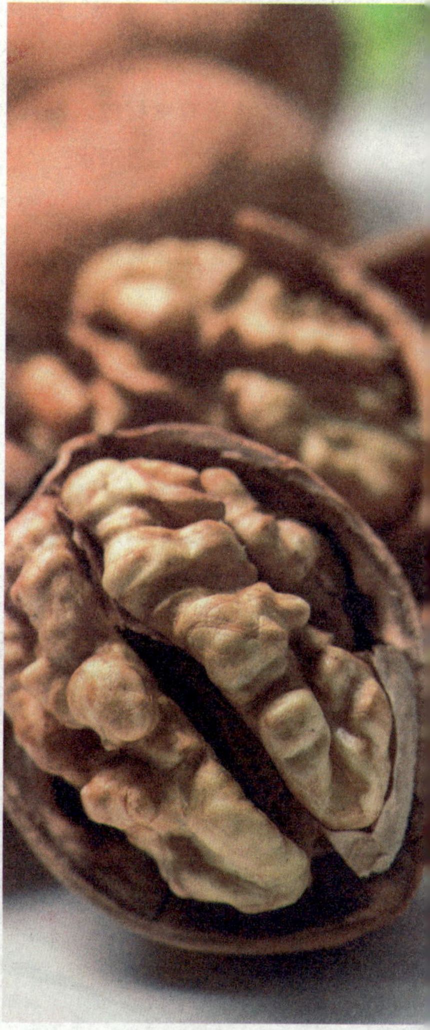

太子参黄芪核桃仁鸭汤：健脑益智，清热宁神

原料准备：

太子参10克，黄芪10克，核桃仁30克，红枣5粒，鸭子1只（大的半只），生姜3片，大葱1段，食盐适量。

制作步骤：

1. 将鸭子去除毛和内脏，洗净后斩成块，加姜片、葱段焯水去腥。

2. 将太子参、黄芪、核桃仁、红枣逐一清洗备用。

3. 将所有食材放入汤煲中,加入2000毫升清水。

4. 大火煮开后转小火慢炖2小时,使食材精华充分释放。

5. 喝前加盐调味,确保汤品口感鲜美。

烹饪精髓:

在煲汤过程中,需及时撇去煮出的鸭油,使汤品颜色更透亮,口感更清爽。

健康贴士:

用脑过度时容易感到疲惫烦躁,而此汤中的药材具有健脑益智、清热宁神的功效。太子参又称孩儿参、童参,可以益气养阴,黄芪可以补气升阳。二者配伍能补中益气,应对疲倦乏力;核桃仁则是益智补脑的好食材,能缓解疲劳和压力。

但需注意,有实邪者、高血压及肾炎、胃炎患者应避免多食太子参。

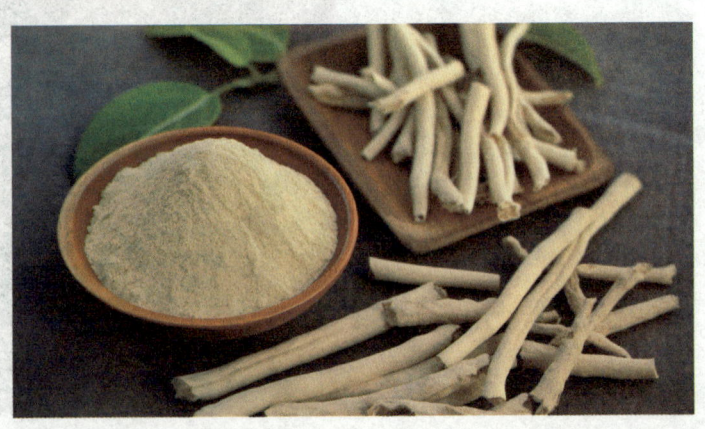

第二章 调理汤

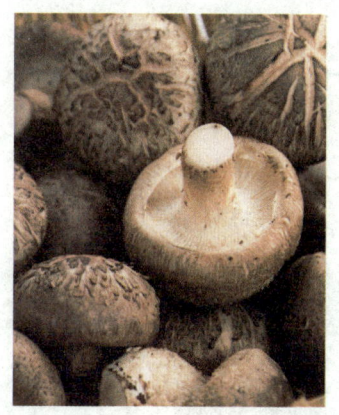
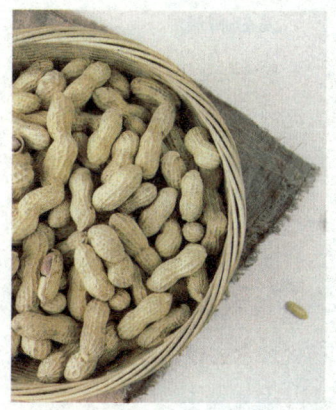

❀ 抗疲劳

香菇花生鲜蚝汤：滋阴养血，补充体力

原料准备：

香菇20克，生花生50克，鲜蚝肉200克，猪瘦肉200克，花生油10克，生姜2片，食盐适量。

制作步骤：

1. 将鲜蚝置于清水中，加入少许花生油浸泡1小时左右，使其吐出泥沙后剥壳，取出蚝肉。

2. 将香菇和花生冲洗干净备用。

3. 将猪瘦肉放入冷水中大火烧开，撇去血沫后取出肉块备用。

4. 将所有食材放入砂锅中，加入2000毫升清水。

5. 大火煮开后转小火慢炖2小时，使食材精华充分释放。

6. 喝前加盐调味，确保汤品口感鲜美。

烹饪精髓：

鲜蚝提前用花生油浸泡去泥沙，可去腥味，并确保汤品口感纯净。花生选用没去皮的生花生，不仅煮出来绵软可口，而且营养更丰富。

若不喜欢鲜蚝的腥味，可先焯水去腥再煲汤。

健康贴士：

此汤融合了香菇的鲜和生蚝的鲜，口感酣畅至极。生蚝富含锌元素，具有滋阴益血的作用，特别适合体质虚弱者食用。而香菇能增强身体免疫力，两者结合，既能滋阴养血又能补充体力。但需注意，对海鲜过敏者应避免食用此汤。

芸豆红枣炖猪尾：提升免疫力

原料准备：

芸豆80克，猪尾500克，花生25克，红枣5粒，陈皮5克，生姜2片，大葱1段，食盐适量。

制作步骤：

1. 将猪尾清洗干净，斩成适宜小段，以备后续使用。

2. 将猪尾与大葱段、生姜片一同放入沸水中焯水，去除血沫和杂质。

3. 将芸豆、红枣及花生

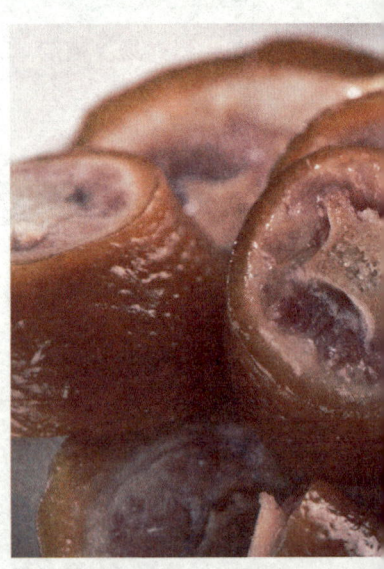

分别冲洗干净,确保食材的洁净度。

4. 将所有准备好的食材一同放入汤煲中,加入1500毫升清水。大火煮沸后,转小火慢炖1.5小时,使食材的精华充分融入汤中。

5. 最后,在饮用前根据个人口味加入适量的食盐进行调味。

烹饪精髓:

生芸豆含有一定的毒性成分,因此必须确保完全煮熟后方可食用,以避免潜在的健康风险。

为了使芸豆更加绵软可口,可以提前一晚用凉水浸泡。

健康贴士:

猪尾富含胶原蛋白,口感诱人,与芸豆一同炖煮,不仅使豆子充分吸收汤汁,更加入味,还提升了整道汤品的营

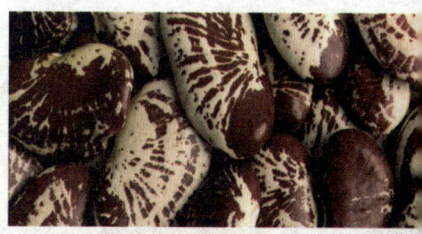

养价值。现代医学研究表明,芸豆富含皂苷、尿素酶及多种球蛋白,这些成分能够有效提升人体免疫力。

食材解析:

芸豆作为一种营养丰富的食材,不仅能够提高人体免疫力,还能促进新陈代谢。

黄精鸡蛋汤:改善体虚乏力

原料准备:

黄精15克,当归10克,鸡蛋2个,红枣6粒,红糖适量。

制作步骤:

1. 将黄精、当归及红枣

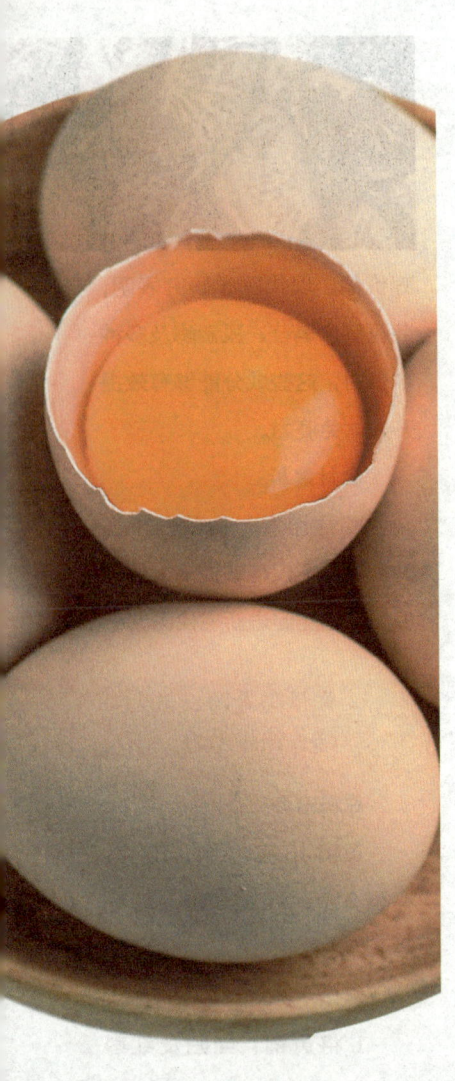

分别用水冲洗干净,确保无杂质残留。

2. 将鸡蛋煮熟后,剥去外壳备用。

3. 将黄精、当归及红枣一同放入砂锅中,加入1500毫升清水。大火煮沸后,转小火慢煮30分钟,使药材的有效成分充分释放。

4. 然后,在汤中加入剥好的鸡蛋,继续煮5~10分钟,使鸡蛋充分吸收汤汁。

5. 最后,根据个人口味加入适量的红糖进行调味,即可享用。

烹饪精髓:

红糖性温,味甘,对汤品来说,是很好的甜味剂,但不宜多食。

健康贴士:

黄精、当归及红枣三者合用,能够气血双补,对改善体虚乏力具有显著效果。黄精能够提升机体免疫功能，增强抗病能力；当归则具有补血功效；红枣则能够益脾。三者搭配，不寒不燥，非常适合体虚乏力的人群食用。

食材解析：

黄精性平味甘质润，入脾、肺、肾经，具有补脾气、润肺燥、益肾精的作用。然而，黄精易助湿邪，因此脾虚有湿、咳嗽痰多者均不宜服用。

甘麦红枣舒心茶：养心安神，改善情绪

原料准备：

小麦30克，甘草6克，红茶10克，红枣4粒。

制作步骤：

1. 将小麦、甘草及红枣分别用水冲洗干净，与红茶一

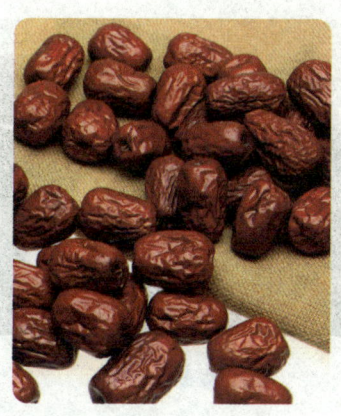

同放入锅中。

2. 加入1000毫升清水，大火煮沸后转小火煮5分钟，使食材的有效成分充分释放。

3. 饮用时滤去渣滓，即可享用。

烹饪精髓：

由于甘草味甜，因此无需额外添加糖分。此外，煮过一次的食材还可以再次加水煮制，第二次煮制时最好延长至10分钟，以充分提取食材的有效成分。

· 一碗汤 ·

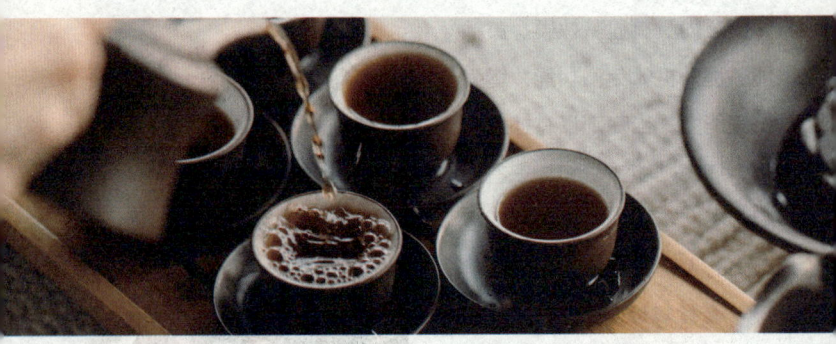

健康贴士：

在忙碌的工作和生活中，人们难免会感到心情烦躁。此时，一杯甘麦红枣舒心茶能够起到养心安神、止烦躁的作用，帮助人们快速调整心情，恢复平静。

食材解析：

甘草，性平味甘，中医认为其能够补脾益气、调和百药。在甘麦红枣舒心茶中，甘草的加入不仅提升了茶品的口感，还增强了其养心安神的功效。

缓解压力

桑葚茉莉饮：滋阴补血，养心安神

原料准备：

干桑葚 20 克，鲜百合 20 克，茉莉花 10 克。

制作步骤：

1. 将茉莉花放入茶壶中备用。

2. 将鲜百合洗净，剥成瓣状；干桑葚用水冲洗两次后备用。

3. 将桑葚和百合放入锅

第二章　调理汤

中,加入500毫升清水煮沸。

4. 转小火煮20分钟,直至汤汁变浓。

5. 将煮好的汤汁冲入茉莉花中,加盖浸泡10分钟即可饮用。

烹饪精髓:

若不喜欢百合的苦味,可以先用盐水浸泡一下以减轻苦味。此外,煮过的桑葚和百合还可以再次加水煮制,以充分利用食材的营养价值。在煮桑葚时,应尽量避免使用铁锅和铝锅,以免对食材的有效成分造成破坏。

健康贴士:

桑葚是滋阴补血的佳品,干桑葚易于保存且可随时取用。茶汤中融合了桑葚的甜味和茉莉的清香,令人闻之心情大好。早上饮用桑葚茉莉饮,可使人困倦全无,精神焕发。

食材解析:

桑葚是桑树的果实,性寒味甘,具有滋阴养血、补肝益肾的功效。

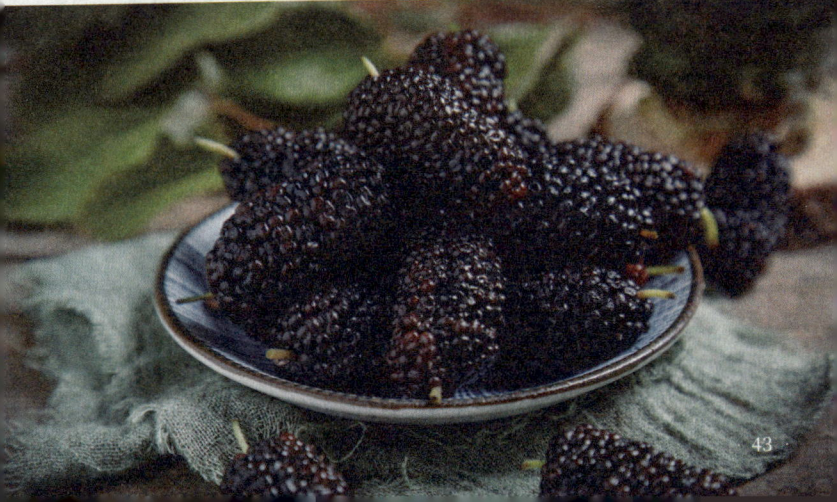

· 一碗汤 ·

柴胡西红柿排骨汤：
疏肝解压，缓解疲劳

原料准备：

西红柿200克，排骨300克，柴胡3克，生姜2片，食盐适量。

制作步骤：

1. 将排骨斩成小块后用流水洗净，冷水下锅焯水，大火烧开后撇去表面浮沫，捞出排骨备用。

2. 将西红柿洗净后去皮备用。

3. 将柴胡用水冲洗干净后备用。

4. 将所有食材放入锅中，加入800毫升清水。大火煮沸后转小火慢炖2小时，使食材的精华充分融入汤中。

5. 饮用前根据个人口味加入适量的食盐进行调味。

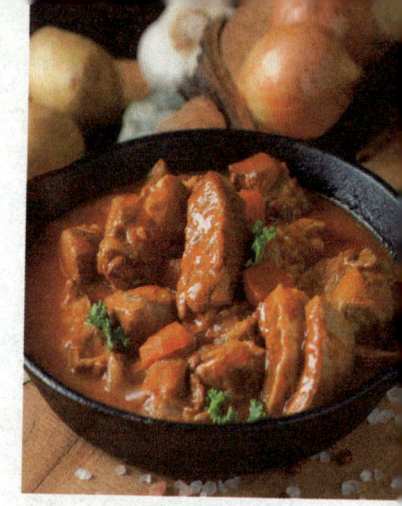

烹饪精髓：

在购买柴胡时，最好选择醋炙柴胡。用醋处理过的柴胡疏肝解郁效果最好。

此外，西红柿去皮后口感更佳且更易煮熟。可以先在西红柿上用刀划个十字，用热水浸泡后撕去外皮。

健康贴士：

西红柿富含氨基酸和柠檬酸等成分，具有缓解疲劳的作用。当感到疲惫烦躁时，适量饮用柴胡西红柿排骨汤能够疏肝解郁、缓解压力、恢复体力。但需要注意的是，肝阳上亢及阴虚火旺者应慎用柴胡。

食材解析：

柴胡，性微寒，味苦，具有解表退热、疏肝理气的作用。在柴胡西红柿排骨汤中，柴胡的加入不仅提升了汤品的口感和营养价值，还增强了其疏肝解郁的功效。

合欢花猪肝瘦肉汤：养肝疏肝，解郁安神

原料准备：

合欢花30克，猪肝120克，猪瘦肉100克，食盐适量。

制作步骤：

1. 将猪肝用清水浸泡半小时以上，去除血水，洗净后切成薄片备用。

2. 将猪瘦肉切成小块，焯水去除杂质和血沫，捞出洗净后沥干水分备用。

3. 将合欢花用流水冲洗干净后备用。

4. 将所有食材放入炖盅中，加入700毫升清水。

5. 将炖盅放入大锅中隔水炖煮1小时，饮用时根据个

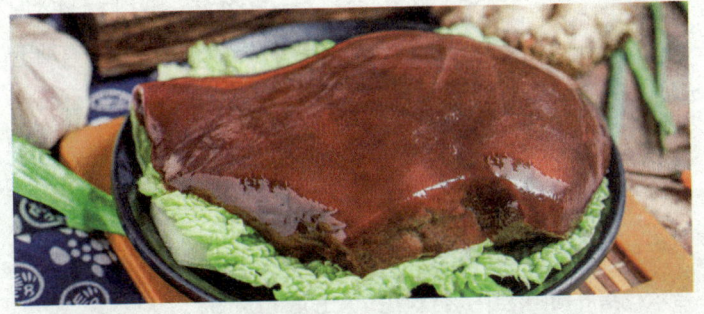

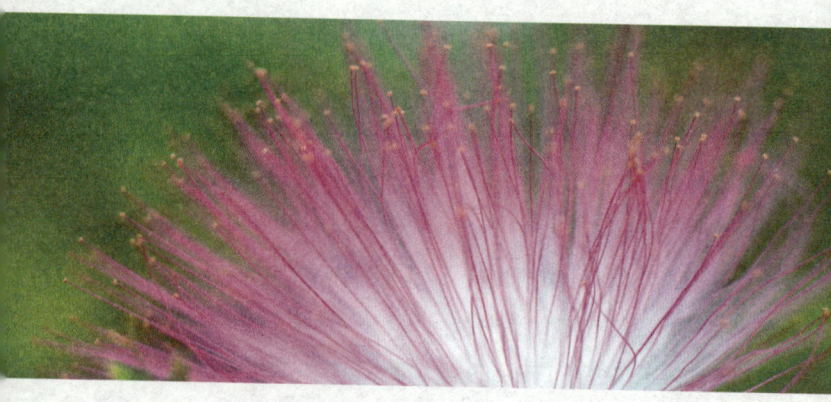

人口味加入适量的食盐进行调味即可。

烹饪精髓：

猪肝焯水可以使汤色更加清澈且口感更佳；但也需要注意猪肝不能久煮，以免影响口感和营养价值。此外，由于猪肝属于高胆固醇食物，因此应控制每日食用量。

健康贴士：

合欢花不仅具有美丽的外观和清新的香气，还具有清心安神、疏肝理气的功效。在合欢花猪肝瘦肉汤中，合欢花的加入不仅提升了汤品的口感和营养价值，还增强了其养肝疏肝、解郁安神的功效。适量饮用此汤可以帮助人们缓解情绪压力、改善睡眠质量。

食材解析：

合欢花，性平，味甘，具有解郁安神的作用，有助于缓解虚烦不眠、抑郁不舒等症状。然而需要注意的是，阴虚津伤者应慎用合欢花，孕妇和小孩则禁用合欢花以避免潜在的健康风险。

第二章　调理汤

百合芝麻炖猪心：清心安神，养心补血

原料准备：

新鲜猪心1个（约250克），干百合片10克，熟芝麻30克，红枣8粒（约60克），生姜2片，食盐适量。

制作步骤：

1. 将猪心洗净后剖开，去除筋膜，切成薄片，放入沸水中焯烫几分钟，捞出沥干水分备用。

2. 干百合片洗净后，用清水浸泡至软化。

3. 熟芝麻和红枣分别清洗干净。

4. 将所有食材放入汤煲中，加入800毫升清水，大火煮沸后转小火慢炖1.5小时。

5. 饮用前加入适量食盐调味。

烹饪精髓：

使用熟芝麻能增添香气。

猪心需多次泡水清洗，确保汤色纯净、味道鲜美。

健康贴士：

猪心能养心补血，百合具有清心安神的功效，二者结合，味道香浓，有助于清心安神、养心补血。

❀ 调治肾虚

鳗鱼枸杞汤：滋肝补肾，补虚养血

原料准备：

鳗鱼1条，枸杞10克，葱花、生姜、料酒、食用油、

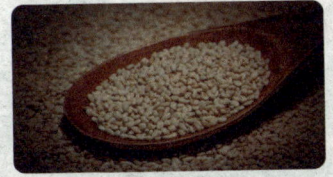

食盐各适量。

制作步骤：

1. 将鳗鱼洗净切段，加入料酒和切好的姜片焯水去腥，捞出备用。

2. 炒锅加热后倒入食用油，放入葱花和切好的姜丝爆香，随后加入鳗鱼段翻炒片刻。

3. 倒入1000毫升清水，大火煮沸后转小火炖煮45分钟。

4. 加入枸杞继续炖煮5分钟，饮用前加盐调味。

烹饪精髓：

枸杞应在最后加入，以保留其营养成分，同时使汤色更加红润诱人。

健康贴士：

枸杞是辅助治疗肝血不足、肾阴亏虚的常用食材，尤其适合肾精、肝血亏虚所致的视物昏花、视力减退等症状。但感冒发烧、腹泻等患者不宜食用。

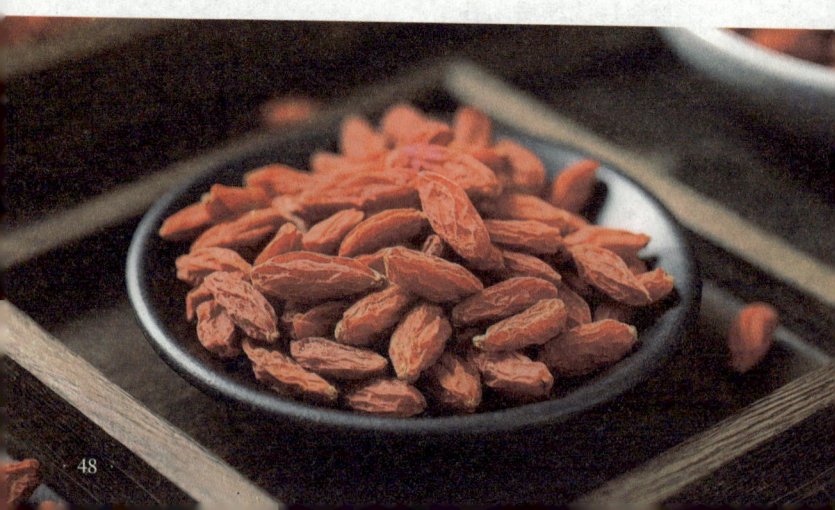

第二章 调理汤

栗子毛豆淡菜汤：补肾强筋，养胃健脾

原料准备：

新鲜栗子50克，淡菜100克，新鲜毛豆30克，大葱1段，生姜2片，料酒10毫升，食盐适量。

制作步骤：

1. 将淡菜洗净，生栗子去皮，新鲜毛豆剥好洗净备用。

2. 将淡菜、栗子、毛豆、大葱段、生姜片一同放入汤锅中，加入1500毫升清水。

3. 加入料酒，大火煮沸后转小火慢炖30分钟。

4. 饮用前加入食盐调味。

烹饪精髓：

淡菜可选用冷冻品或干制品。冷冻品解冻即可，干制品需充分泡发。

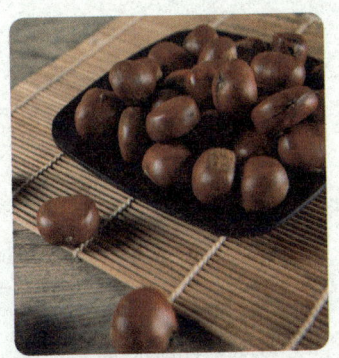

毛豆需煮熟食用，避免中毒。

健康贴士：

淡菜具有补虚养肾的作用，加入栗子和毛豆，更增强了养胃健脾的功效。淡菜还富含碘，对甲状腺功能亢进患者有益。

秋葵西红柿汤：强肾补虚，抗疲劳

原料准备：

鲜嫩秋葵150克，成熟西红柿2个，洋葱半个，食用

油、食盐适量。

制作步骤：

1. 将西红柿洗净去皮，切成块状备用。

2. 秋葵洗净后整根焯水，捞出过凉水后去蒂，切成小段备用。

3. 洋葱切成小块。

4. 炒锅加热后倒入食用油，放入洋葱块翻炒至透明，加入西红柿块继续翻炒。

5. 西红柿炒出汁后加入秋葵段，倒入 700 毫升清水，大火煮沸后转小火慢炖 30 分钟。

6. 饮用前加入食盐调味。

烹饪精髓：

秋葵整根焯水捞出过凉水后再后切小段，能最大限度保留其营养。

秋葵与西红柿的搭配，颜色和谐，口感滑嫩。

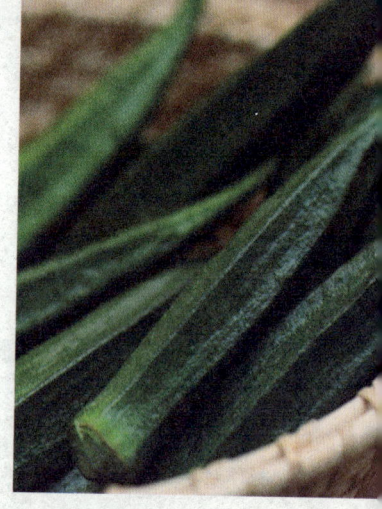

健康贴士：

秋葵中的黏液物质是强肾补虚的关键，与西红柿搭配，能抗疲劳、强肾补虚。

核桃黑豆桑葚饮：补肾养血，生发养发

原料准备：

黑豆 30 克，优质核桃仁 10 克，干桑葚 15 克，南枣 6 粒，无花果 2 粒，冰糖适量。

制作步骤：

1. 将所有食材称量好，

洗净备用。干桑葚用流水冲洗，避免长时间浸泡。

2. 将所有食材放入锅中，加入700毫升清水，大火煮沸后转小火慢炖1小时。

3. 加入冰糖，煮至完全溶化即可。

烹饪精髓：

煮制时避免使用铁锅和铝锅，选择玻璃、陶瓷或不锈钢器皿。

熟核桃仁味道更佳。

食材自带甜味，冰糖可适量添加。

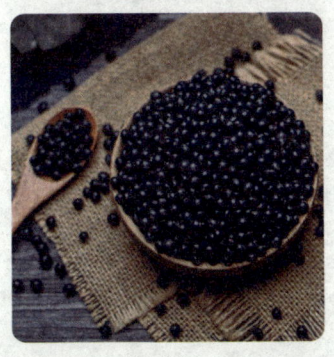

健康贴士：

黑豆和桑葚都是补肾的食材，核桃能润肠通便。这道饮品微酸而甜，核桃香气扑鼻，健康美味兼具。但儿童不宜多吃桑葚，脾虚便溏者亦应慎食。

❀ 提高免疫力

鲍鱼花菇沙参汤：补气强身，延缓衰老

原料准备：

鲍鱼仔4个，鲜花菇2个（约40克），黄芪3克，沙参10克，无花果4粒，蜜枣1粒，枸杞、食盐适量。

制作步骤：

1. 将鲍鱼仔细清洗，用刷子刷净外壳后，用小刀挖出鲍鱼肉，去除内脏，并用刷子刮洗干净鲍鱼周围的黑色

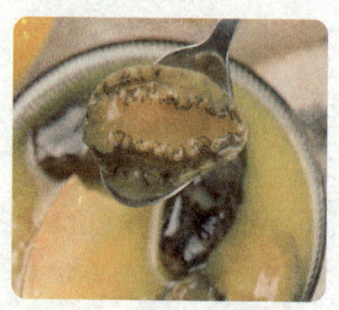

黏膜。

2. 鲜花菇同样洗净，切成均匀小块，以便更好地释放鲜味。

3. 其他药材及配料用清水冲洗干净备用。

4. 除枸杞外，将其余食材放入汤煲，加入1000毫升清水，大火煮沸后转小火慢炖1小时，直至汤汁浓郁。

5. 加入枸杞再煮5分钟，最后根据个人口味加盐调味。

烹饪精髓：

清洗鲍鱼时，需耐心细致，确保无杂质残留，以保证汤品的纯净与鲜美。

此汤亦可加入猪脚或猪瘦肉同煲，增添肉香与营养。

健康贴士：

鲍鱼与花菇的搭配，鲜美无比，无花果与蜜枣的加入，让汤水更加甘甜可口。此汤不仅能补气强身，还能延缓衰老。鲍鱼能补虚养肝，黄芪与沙参则能补气固表、养阴清肺，特别适合经常熬夜的人群饮用。需注意，沙参性寒，脾虚便溏者应慎服。

虫草花瑶柱玉米棒骨汤：温润滋补，提升免疫力

原料准备：

虫草花20克，瑶柱10克，芡实25克，枸杞5克，蜜枣1粒，带肉猪棒骨300克，玉米1根，食盐适量。

第二章　调理汤

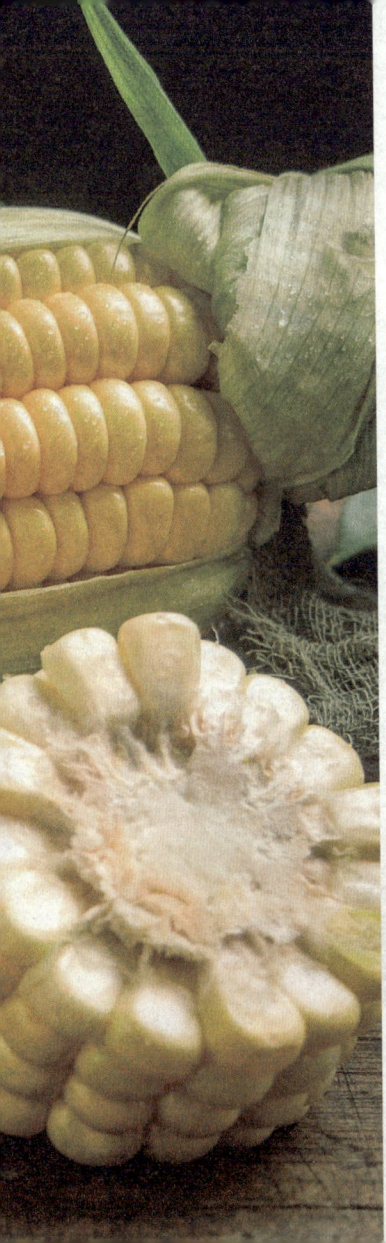

制作步骤：

1. 将虫草花、芡实、枸杞用水冲洗干净；玉米洗净后切成小段，便于炖煮。

2. 猪棒骨清洗干净，在开水中焯水2分钟，去除血沫后捞出洗净备用。

3. 瑶柱用水浸泡至软，撕成细丝，以便更好地释放鲜味。

4. 除枸杞外，其余食材放入锅中，加入2000毫升清水，大火煮沸后转小火慢炖2小时。

5. 加入枸杞再煮5分钟，最后根据个人口味加盐调味。

烹饪精髓：

瑶柱泡发时可加入姜片去腥，提升汤品口感。

选择嫩甜的玉米煲汤，汤的味道更加清甜可口。

健康贴士：

虫草花、瑶柱、芡实等

食材的搭配，使得此汤温润滋补，能提升机体免疫力。虫草花具有补肾护肝、抗氧化、增强免疫力的功效；芡实则能健脾益胃；瑶柱滋阴养血；蜜枣与玉米的加入，让汤的味道更加甜润可口。此汤适合各年龄段人群饮用，尤其适合体质虚弱或免疫力较低的人群。

黑豆牛蒡煲鸡汤：补肾益精，增强免疫力

原料准备：

黑豆30克，牛蒡300克，带骨鸡胸肉300克，红枣5粒，生姜2片，醋、食盐适量。

制作步骤：

1. 牛蒡洗净后削皮，切成小段并浸泡在醋水中。

2. 红枣切开去核，黑豆洗净后浸泡30分钟，以便更好地煮熟。

3. 鸡胸肉冷水下锅余烫，去除血水后捞出备用。

4. 将所有食材放入锅中，加入1500毫升清水，大火煮沸后转小火慢炖1.5小时。

5. 最后根据个人口味加盐调味即可。

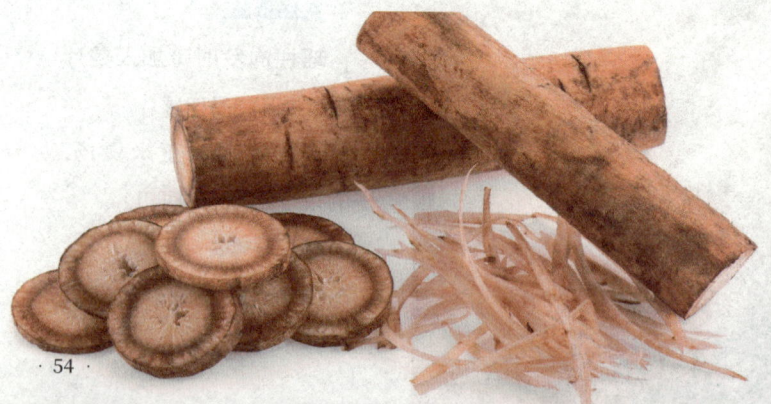

烹饪精髓：

牛蒡削皮后立即浸泡在醋水中，不仅可以防止牛蒡氧化变黑，还能去除苦涩味。

黑豆需煮至熟烂才能被人体充分消化吸收，因此炖煮时间要足够。

健康贴士：

黑豆与牛蒡的搭配，使得此汤具有补肾益精、增强免疫力的功效。黑豆不仅补肾还能消除疲劳，改善精神状态；牛蒡则能抗氧化、提高人体免疫力。此汤适合经常感到疲惫或免疫力较低的人群饮用。需注意，牛蒡性凉，不宜多食。

茶树菇无花果煲鸭腿：养胃生津，增强体质

原料准备：

茶树菇50克，无花果20克，枸杞10克，红枣2粒，

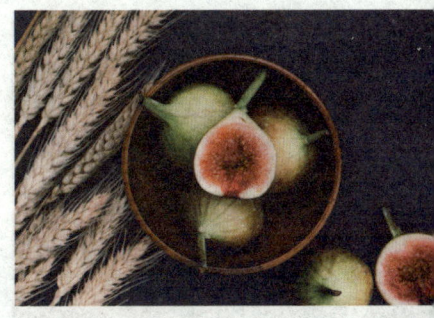

带皮鸭腿1只，生姜2片，食盐适量。

制作步骤：

1. 茶树菇洗净后用温水浸泡10分钟，剪去根部，并多次漂洗，以确保无沙粒残留。

2. 无花果、红枣用清水洗净备用。

3. 鸭腿洗净后冷水下锅，焯水5分钟，去除浮沫后捞出备用。

4. 将茶树菇、无花果、红枣、鸭腿、姜片放入锅中，加入2000毫升清水。

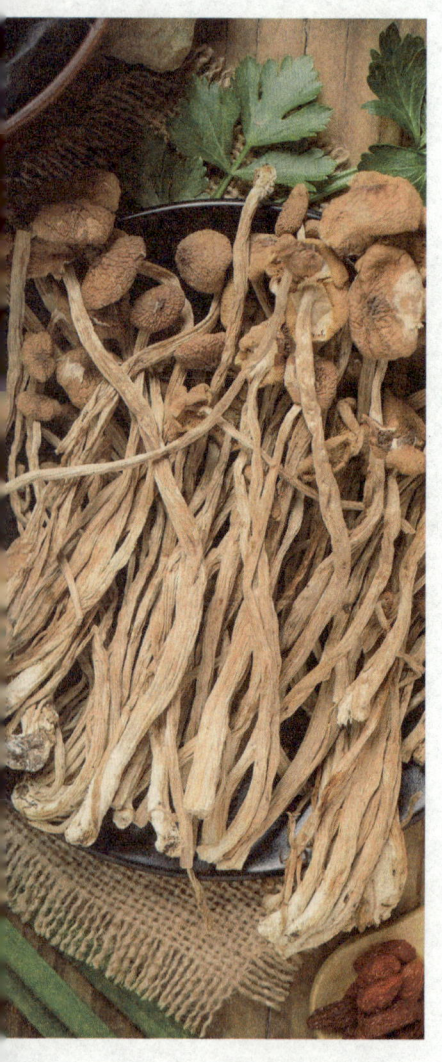

5. 大火煮沸后转小火慢炖2小时,直至汤汁浓郁,再加入枸杞煮5分钟,最后根据个人口味加盐调味。

烹饪精髓:

茶树菇浸泡后需多次漂洗,以确保口感纯净无沙粒。

选择菇帽小巧的茶树菇,味道最浓郁且口感最佳。

健康贴士:

茶树菇与无花果的搭配使得此汤养胃生津、增强体质。茶树菇菇味香浓、口感脆嫩,无花果则能清热生津、健脾开胃。与红枣一同煲汤还增添了一丝清甜。此汤适合四季饮用,能调理肠胃,益气生津,增强体质。需注意无花果性凉,脾胃虚寒者应适量饮用。

第三章

专属汤

🌸 女性汤

花生猪手汤：滋润祛皱，产后滋补佳品

原料准备：

猪手1只，花生100克，红枣4粒，大葱1段，生姜2片，料酒1勺，食盐适量。

制作步骤：

1. 猪手细心洗净，斩成小块，与冷水、料酒、姜片一同下锅，煮沸后焯水5分钟，捞出后立即用凉水冲洗两遍，去除浮沫，使猪手口感更加Q弹。

2. 花生与红枣分别冲洗干净，备用。

3. 将所有食材放入锅中，加入1500毫升清水，大火煮沸后转小火慢炖2小时，直至汤汁浓郁，猪手软烂。

4. 品尝前加盐调味，增

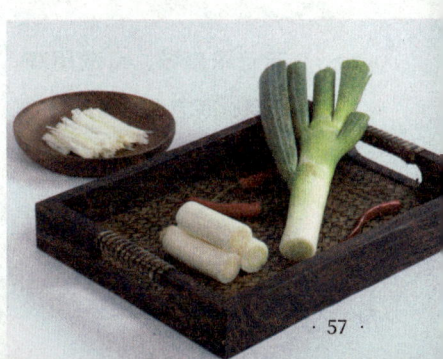

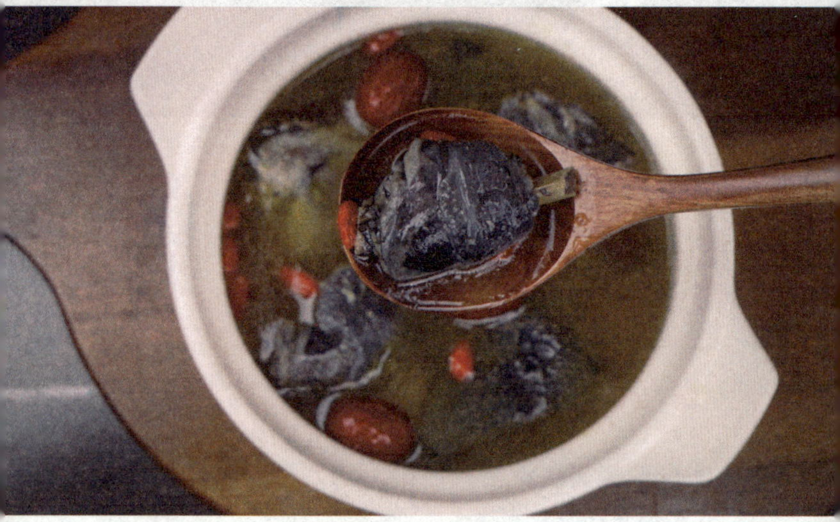

·一碗汤·

添风味。

烹饪精髓：

焯水后的猪手用凉水冲洗，能有效锁住肉质的鲜嫩与弹性。

若追求高效，可选用高压锅炖煮，既节省时间，又能确保花生不变形且口感绵软。

健康贴士：

猪手富含胶原蛋白，烹饪过程中转化为明胶，其特有的网状结构能有效提升肌肤细胞的储水能力，使肌肤保持滋润，减轻皱纹。此外，猪手对产后滋补大有裨益。

桂圆红枣乌鸡汤：补血养颜，女性挚爱

原料准备：

桂圆30克，红枣10粒，

枸杞5克,乌鸡半只,生姜3片,食盐适量。

制作步骤:

1. 乌鸡洗净,与姜片一同冷水下锅,水开后焯水5分钟,去除血水与腥味。

2. 桂圆剥去外壳,红枣洗净,与乌鸡一同放入锅中,加入姜片。

3. 锅中加入2000毫升清水,大火煮沸后转小火慢炖2小时,加入枸杞再煮5分钟,使汤色更加诱人。

4. 品尝前加盐调味,增添风味。

烹饪精髓:

乌鸡焯水不仅去腥,还能使汤色更加清亮,鲜香无异味。

桂圆性温,虽滋补但不宜过量,尤其对于上火发炎者更应慎食。

健康贴士:

桂圆红枣乌鸡汤是女性补血养颜的佳品。乌鸡富含营养,红枣与桂圆则能补血益气。但需注意,脾胃虚弱、有痰及消化不良者忌服桂圆,孕妇也应禁服。

玫瑰四物汤:活血调经,养颜美容圣品

原料准备:

川芎8克,当归10克,白

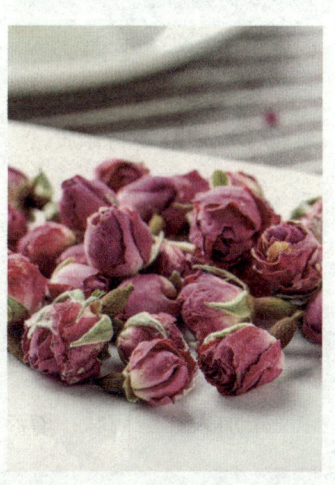

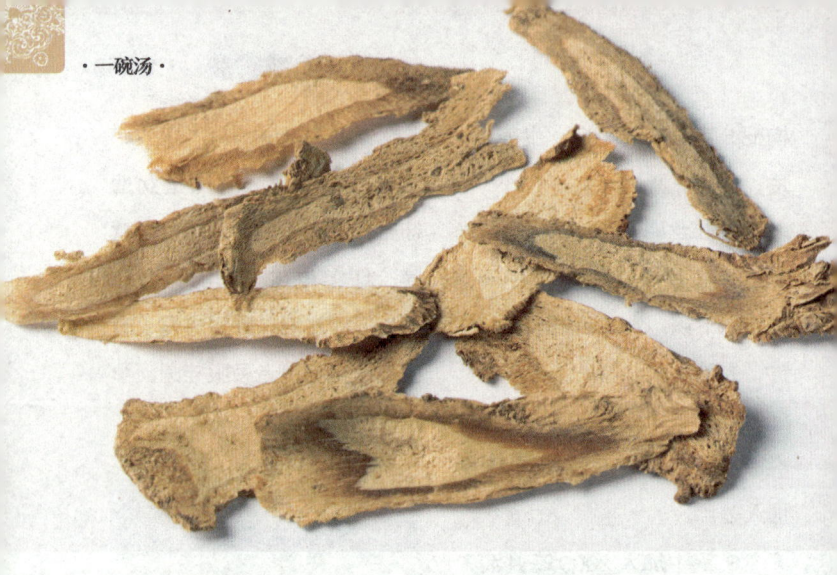

芎12克，熟地12克，玫瑰花10克，红糖适量。

制作步骤：

1. 川芎、当归、白芍、熟地用水洗净，去除杂质。

2. 将所有药材放入锅中，加入1000毫升清水。

3. 大火煮沸后转小火慢炖30分钟，使药材的有效成分充分释放。

4. 加入红糖调味，增添风味与暖身效果。

烹饪精髓：

如果没有红糖，也可以用黑糖代替。黑糖颜色更深，焦香味更浓，同样适宜女性食用。

健康贴士：

玫瑰四物汤由四物汤加玫瑰花组成，是妇科圣方之一。四物汤补血、活血、调经效果显著，玫瑰花则能调经止痛、宁心安神、养颜美容。但需注意,此汤活血药材较多,空腹时及经期慎服,孕妇禁服。

山楂桂枝红糖饮:温经通脉,化瘀止痛良方

原料准备:

山楂 15 克,桂枝 5 克,红枣 4 粒,红糖 30 克。

制作步骤:

1. 山楂洗净去核切片,便于药效释放。

2. 桂枝用水洗去杂质,确保药材纯净。

3. 红枣切成两半,更易煮烂入味。

4. 将山楂、桂枝、红枣放入锅中,加入 1000 毫升清水,大火煮沸后转小火慢炖

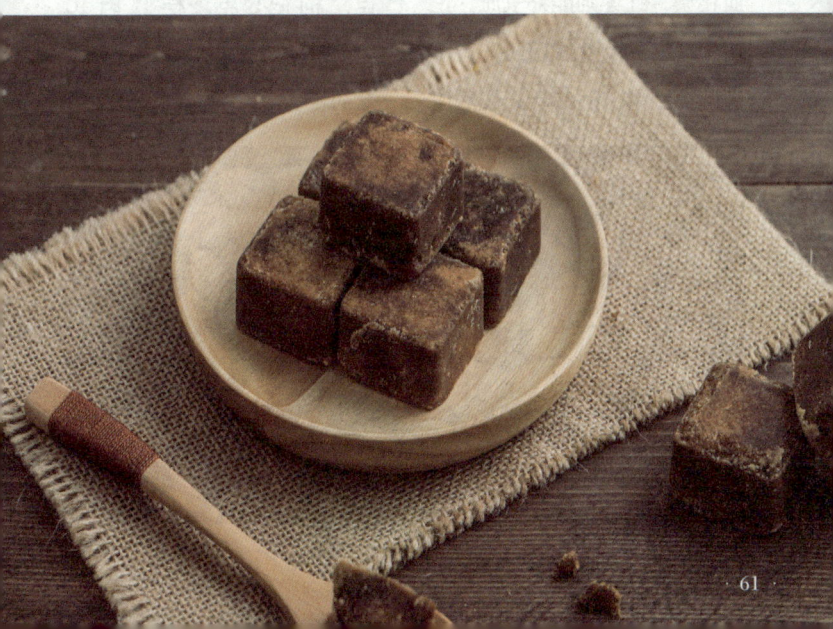

30分钟。

5. 加入红糖煮至溶化,增添风味与暖身效果。

烹饪精髓:

若无鲜山楂,可选用干山楂片替代,同样具有药效。

健康贴士:

山楂桂枝红糖饮是女性调理月经的良方。红糖水中加桂枝可温经通脉,加山楂能活血化瘀,红枣则能补气血。正值生理期的女性饮用此汤,可缓解痛经等不适症状。但需注意,有热病高热、阴虚火旺、血热妄行者禁服桂枝。山楂有促进子宫收缩的作用,孕妇应避免食用。

❀ 儿童汤

益智山药桂圆鸭腿汤:温中健脾,补脑益智佳品

原料准备:

益智仁15克,山药片30克,枸杞5克,桂圆肉10克,鸭腿1只,生姜3片,食盐适量。

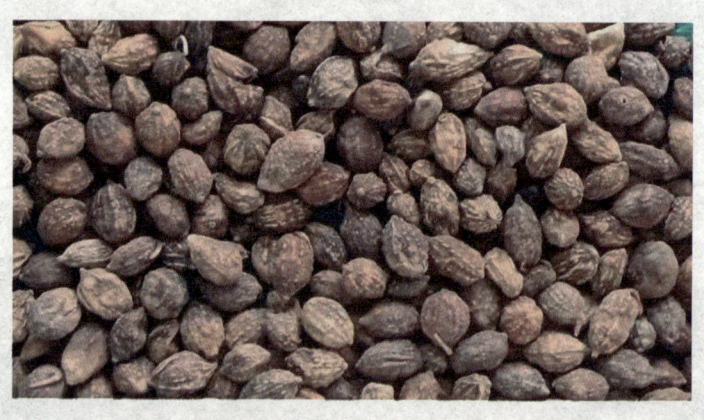

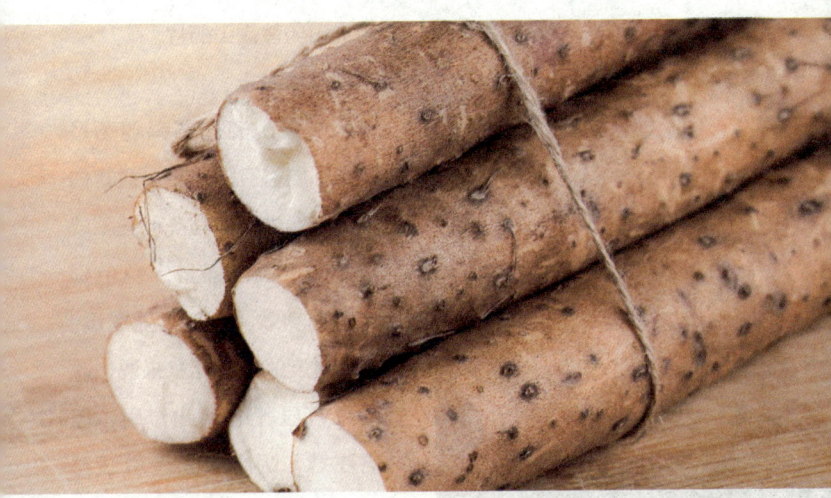

制作步骤：

1. 鸭腿洗净后放入沸水中滚煮5分钟，捞出冲洗干净，去除血沫与腥味。

2. 桂圆肉、益智仁、山药片用水冲洗干净，确保药材纯净。

3. 将鸭腿、益智仁、桂圆肉、山药片、姜片一起放入锅中，加入2500毫升清水。

4. 大火煮沸后转小火慢炖2小时，使药材与肉质充分融合。

5. 加入枸杞再煮5分钟，增添风味与色彩。

6. 品尝前加盐调味，增添风味。

烹饪精髓：

即使选择用干桂圆肉也无需浸泡，直接用水冲洗即可，以免损失营养。

若追求更佳口感，可选

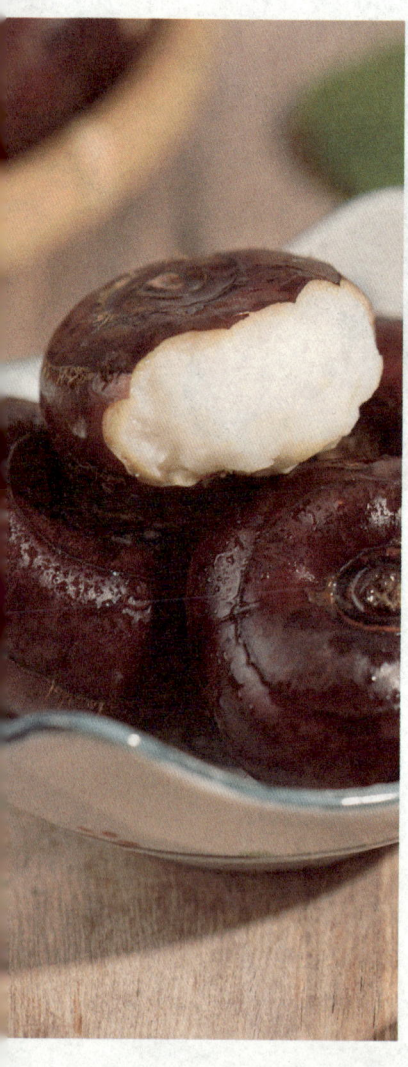

用鲜山药替代山药片。

健康贴士:

益智山药桂圆鸭腿汤是儿童补脑益智的佳品。益智仁富含天然牛磺酸与多种健脑成分,有"益智强身,悦色延年"的功效。对于学业繁重、用脑过度的少年儿童来说,此汤具有显著的保健作用。但需注意,阴虚火旺者忌服益智仁。

玉米马蹄棒骨汤:清润生津,补钙良品

原料准备:

玉米1根,马蹄100克,猪棒骨300克,白萝卜150克,红枣6粒,枸杞5克,食盐适量。

制作步骤:

1.猪棒骨清洗干净后放入开水中煮2分钟,去血沫与

第三章 专属汤

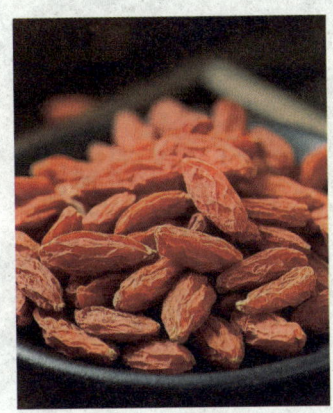

腥味，捞出冲洗干净备用。

2. 马蹄刷洗干净后削皮并泡在淡盐水中，防止氧化变黄；玉米洗净后斩成小段；白萝卜洗净后切块备用。

3. 除枸杞外，将其余食材放入锅中，加入1500毫升清水，大火煮沸后转小火慢炖2小时，使食材的鲜味与营养充分释放。

4. 加入枸杞再煮5分钟，增添风味与色彩。

5. 品尝前加盐调味，增添风味。

烹饪精髓：

马蹄削皮后泡在淡盐水中，能有效防止氧化变黄，并保持其洁白如玉的外观。

选用甜玉米煲汤能使汤汁更加甘甜可口。

健康贴士：

玉米马蹄棒骨汤是儿童补钙的良品。猪棒骨富含骨髓与钙质；马蹄与玉米则能中和汤的油腻，增添清润口感；白萝卜则能消食化痰。此汤既营养又美味，非常适合孩子饮用。但需注意马蹄性寒，不宜过量食用。

莲子栗子排骨汤：益智健体，提升记忆力

原料准备：

莲子25克，生栗子100克，排骨300克，陈皮1块，

食盐适量。

制作步骤：

1. 将排骨斩成适口大小的块。

2. 排骨块清洗干净后，放入开水中焯烫2分钟，去除血沫，捞出洗净备用。

3. 生栗子提前去除外皮，莲子则提前浸泡30分钟至软化。

4. 将所有准备好的材料一同放入锅中，加入2000毫升的清水。先用大火煮沸，再转小火慢煲2小时，最后加盐调味即可享用。

烹饪精髓：

剥栗子技巧：在栗子的凹面中心用拇指指甲横向划一刀，然后拇指和食指在切口两侧用力挤压，即可轻松打开外壳。若内层的软皮不易剥离，可用开水加盐浸泡5分钟，软

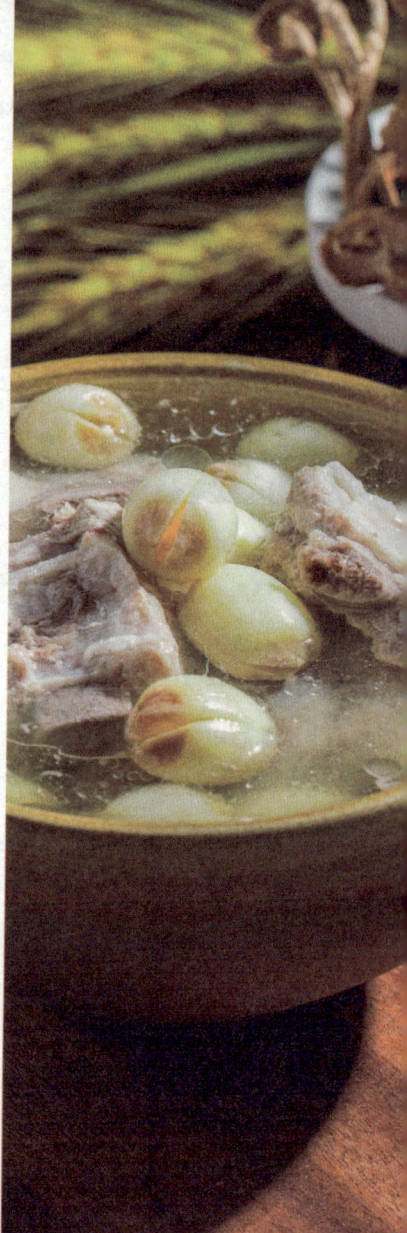

第三章　专属汤

化后再剥。

健康贴士：

莲子栗子排骨汤不仅益智健体、增强记忆力，而且口感清润不油腻，十分滋补。金秋时节的板栗，更是健肾补脾的佳品。常食此汤，还能辅助治疗小儿口舌生疮等顽疾。栗子性温，味甘，入脾、胃、肾经，益处多多。

桂圆红枣煲猪心：补血养心，宁神益智

原料准备：

猪心1个，红枣6粒，桂圆肉10克，姜2片，料酒1小勺，食盐适量。

制作步骤：

1.猪心剖开，仔细清洗干净，切成薄片。锅中加水烧开，放入姜片、料酒，再放入猪心焯水1分钟，捞出备用。

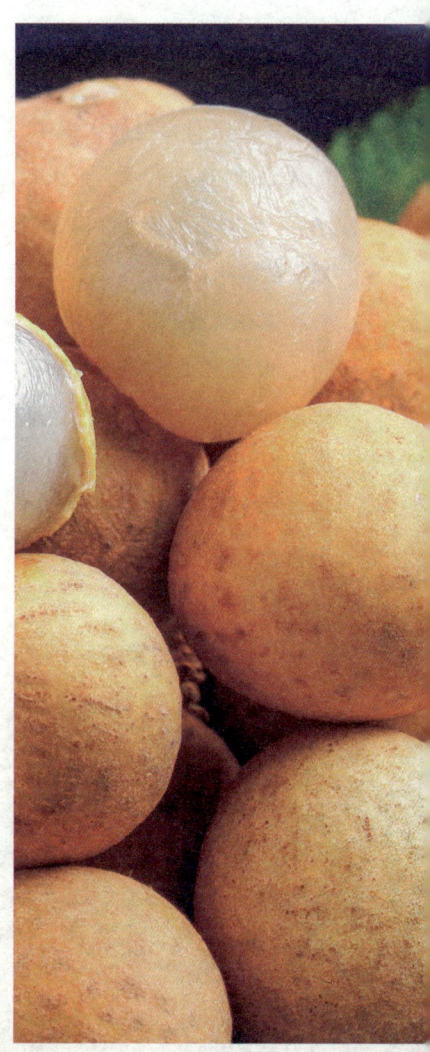

2. 红枣和桂圆肉分别用水洗净。

3. 将所有食材放入锅中,加入1500毫升清水。大火煮沸后,转小火慢煲1小时,最后加盐调味。

烹饪精髓:

清理猪心时务必切开,去除血管中的血块及白色油脂,以保证汤品纯正。用盐擦洗猪心,也能进一步去腥增香。

健康贴士:

桂圆红枣煲猪心特别适合学习压力大的青少年食用,补血养心、宁神益智。猪心虽营养丰富,但胆固醇较高,肥胖者应适量食用,以汤为主。桂圆性温,味甘,能补心脾、益气血,是滋补佳品。

❋ 素食汤

薏米荷叶双瓜汤:利水消肿,清热消暑

原料准备:

冬瓜200克,西瓜皮200克,薏米30克,荷叶半张,

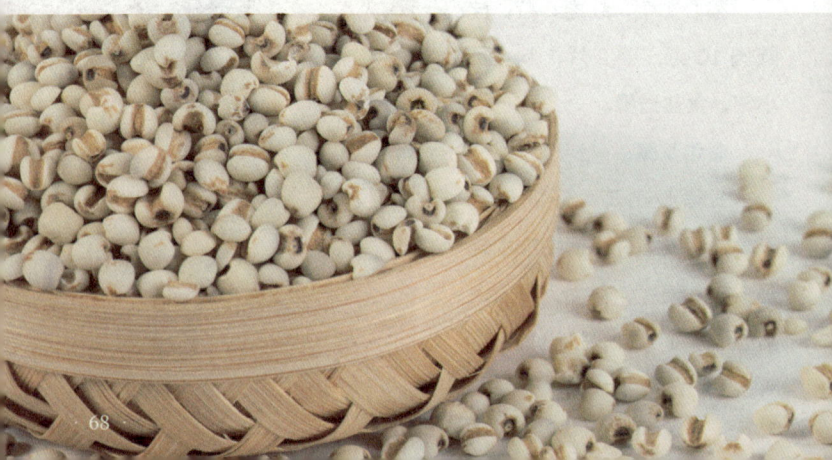

食盐适量。

制作步骤：

1. 西瓜皮去瓤和外皮，切成小块；冬瓜去皮后同样切块；荷叶用水冲洗干净。

2. 薏米洗净后，用冷水浸泡1小时，捞出备用。

3. 将所有食材放入锅中，加入1000毫升清水。大火煮沸后，转小火煮20分钟，加盐调味。

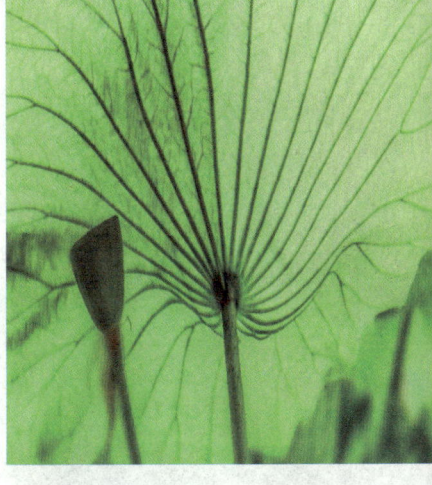

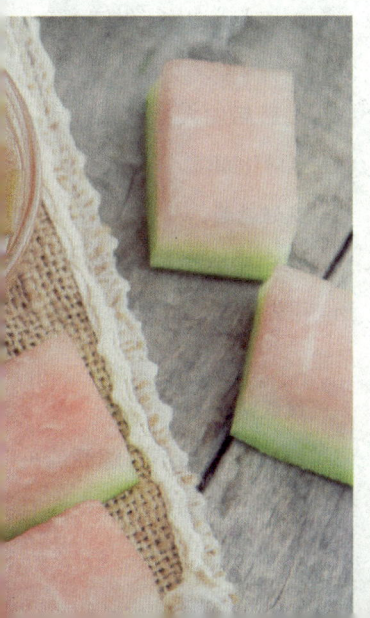

烹饪精髓：

西瓜皮做汤不仅环保，还增加了汤品的营养价值。薏米和冬瓜均性凉，适合夏季消暑。

健康贴士：

薏米荷叶双瓜汤具有利水消肿、清热消暑的功效。西瓜皮又称西瓜翠衣，性凉，味甘，是夏季消暑的佳品。女性在生理期应避免过多食用此类寒凉食物。

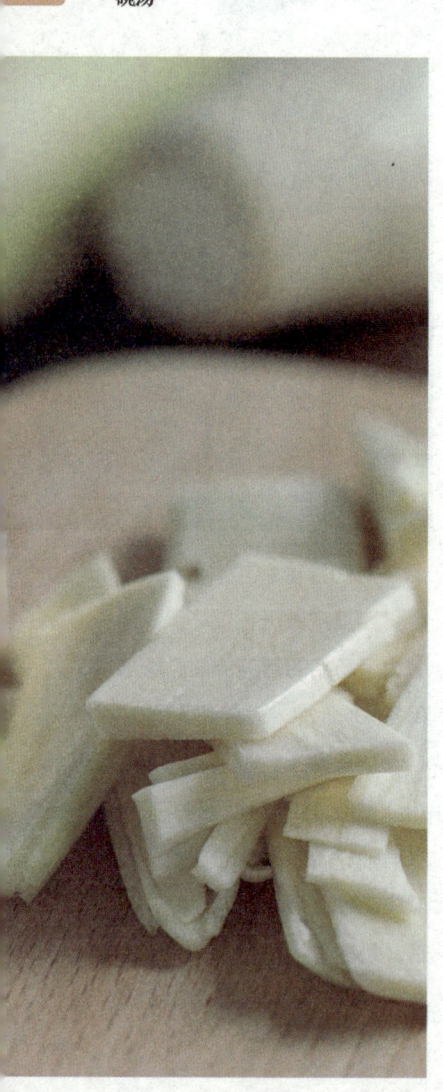

绿豆茭白汤：解酒清热

原料准备：

茭白250克，绿豆50克，冰糖适量。

制作步骤：

1. 绿豆洗净，茭白洗净后切成滚刀块。

2. 绿豆放入锅中，加入2000毫升清水，大火煮沸后转小火煮30分钟。

3. 加入茭白块，继续煮5分钟。

4. 最后加入冰糖，待冰糖完全溶化即可。

烹饪精髓：

茭白中含草酸较多，做汤前可先用开水焯烫，以去除草酸。

健康贴士：

绿豆茭白汤不仅解酒清热，而且口感清鲜。茭白性寒,味甘,适合阴虚内热、便秘等热性病症患者食用。其洁白如玉的外观和清鲜的口味,使其成为夏季餐桌上的佳肴。

薏米赤小豆冬瓜汤:健脾祛湿

原料准备:

冬瓜250克,薏米25克,赤小豆20克,食盐适量。

制作步骤:

1. 冬瓜洗净去皮,切成小块。

2. 薏米和赤小豆洗净后,用凉水浸泡1小时以上。

3. 锅中加入1500毫升清水,放入薏米和赤小豆,大火煮沸后转小火煮1小时。

4. 加入冬瓜块,煮至软烂后加盐调味。

烹饪精髓:

此汤口味可根据个人喜

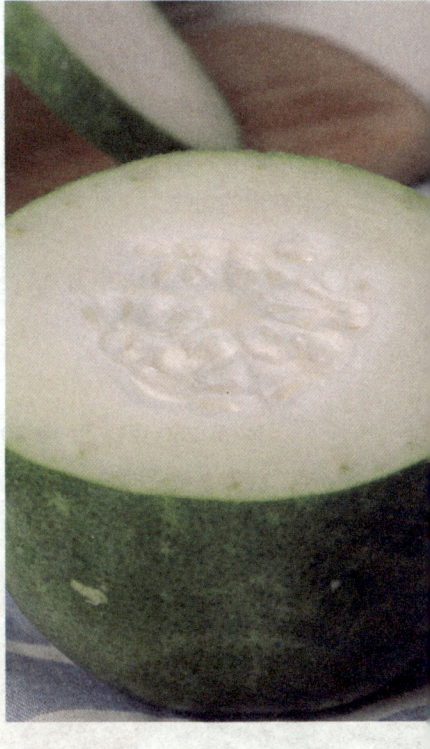

好调整,加盐或糖均可。若想增强冬瓜的利水功效,可保留冬瓜皮一同煲汤。

健康贴士:

薏米赤小豆冬瓜汤清淡可口,既可作咸汤,也可调制

· 一碗汤 ·

成甜品。薏米和赤小豆健脾利湿,冬瓜利尿消肿,三者搭配,祛湿效果更佳。赤小豆性平,味甘,具有利水除湿、消肿解毒的功效。

南瓜百合汤:补中益气,养心安神

原料准备:

南瓜250克,百合30克,红枣8粒,枸杞6克,冰糖30克。

制作步骤:

1. 南瓜去皮去籽,切成小块;百合洗净后掰成小瓣;红枣洗净备用。

2. 将南瓜、百合、红枣放入锅中,加入2000毫升清水。

3. 大火烧开后转小火煮20分钟。

4. 加入枸杞和冰糖,小火再煮5分钟即可。

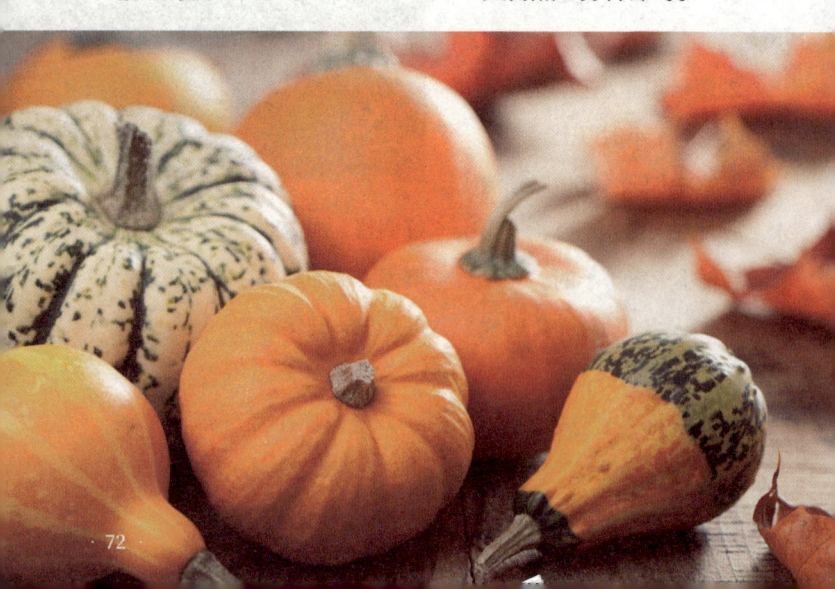

烹饪精髓：

使用鲜百合效果更佳，因其富含黏液质及维生素，能改善皮肤新陈代谢，美容养颜。选择成熟度高的老南瓜，口感更佳。

健康贴士：

南瓜百合汤色彩诱人，功效显著。南瓜性温，味甘，补中益气；百合则能养心安神。但需注意，胃热炽盛、气滞中满者不宜过多食用南瓜。南瓜与百合的搭配，无论从色彩还是功效上，都堪称经典。

桂花酸梅汤：清热解暑，促进消化

原料准备：

乌梅60克，洛神花5克，山楂15克，陈皮5克，桂花5克，白茅根5克，甘草3克，冰糖适量。

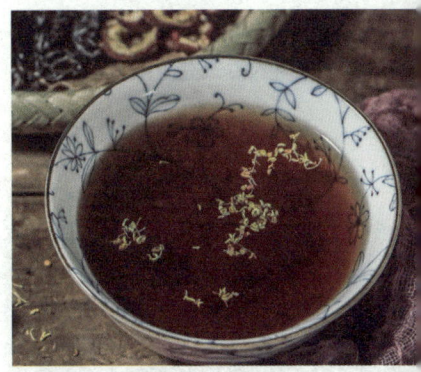

制作步骤：

1. 除桂花外，其余所有材料用清水仔细冲洗干净，确保无杂质残留，备用。

2. 把洗净的食材逐一放入汤料袋中，并扎紧袋口，以便后续煮制。

3. 在煲中加入2500毫升清水，随后放入装有食材的汤料袋。大火烧开后，转小火慢炖50分钟，让食材的精华充分融入汤中。

4. 50分钟后，加入桂花，

继续用小火煲煮 10 分钟,让桂花的香气充分散发。

5. 最后,在出锅前加入适量的冰糖进行调味,待冰糖完全溶化后,即可关火。

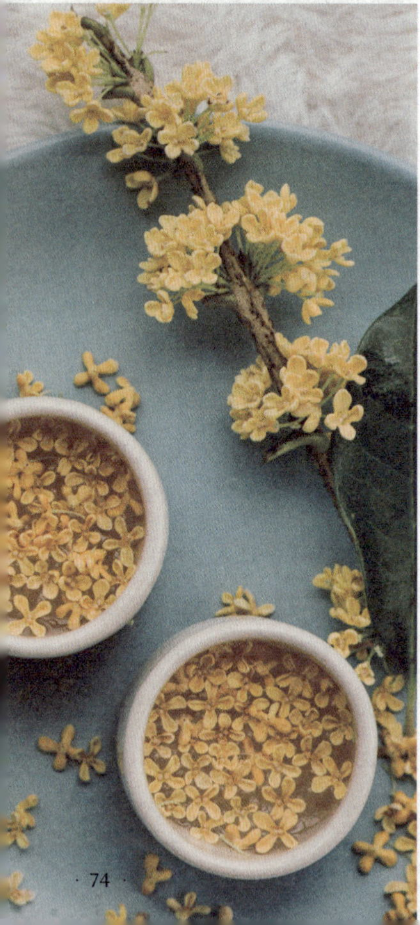

烹饪精髓:

煮好的酸梅汤放入冰箱冷藏后风味更佳,是夏季不可或缺的解暑饮品。其酸甜适中的口感,深受各年龄段人群的喜爱,即便是小孩子也能放心享用。

健康贴士:

乌梅不仅味道酸甜可口,而且具有降肝火、助消化的功效。对于肝火旺盛的人群来说,适量饮用乌梅煮制的汤水,既能缓解肝火,又能促进脾胃的消化功能。

在炎炎夏日里,来一口冰凉的酸梅汤,瞬间便能感受到从喉咙到脚底的清凉。作为民间传统的消暑饮品,酸梅汤历史悠久,其生津止渴、健胃消食的功效更是深入人心。